看護師のための

パッと見（徴候）でわかる
急変時の臨床判断

松山尚弘　著

中央法規

　本書は看護師になって数年目の人に，異変・急変時の臨床推論を身につけていただきたい，との思いで執筆しました。

　タイトルにつけた「パッと見」は，看護では聞きなれない言葉ではありますが，次の2つの意味を込めています。

　1つ目は患者さんを「パッと見」て，どんなささいな異変にも気づいてほしいということです。「パッと見」を視診の1つと捉えて看護の精度を上げてもらいたい。それには日頃から患者さんに積極的にかかわり，会話や行動等をよく観察して，その患者さんの状態を理解しておくことが必要です。"何かわからないけど，何かが変"というその違和感は，日頃の細やかな観察がなければ抱くことさえありませんし，何もはじまりません。的確な急変対応は，何かが変という違和感をキャッチするところからはじまります。呼吸・循環・意識等の生命にかかわる重大疾患は，急変が起こる6〜8時間前には，何らかの異常の徴候が現れるときが決して少なくありません。意図的に観察する目と意識の積み重ねが，観察眼の深さと広さを生み，急変の前触れの小さな異変を見抜くのです。

　2つ目は，「パッと見」た短時間の観察で，患者さんの容態を正しく評価できるようになっていただきたい，ということです。そのとき感じた小さな異変を，安易に経過観察という言葉で終わらせない努力，"何か変？"を深掘りする意識の積み重ねが必要です。なぜ自分はそれを"変？"と感じたのか，それを次のアセスメントに落とし込んでいってほしいのです。そうした日々の努力が患者の生命を救います。

　本書の構成は，よくある他の看護書の構成とはまったく異なります。それは目次を見ていただければ一目瞭然ですが，疾患ごとの構成にはなっていないことです。

　病名でヒトの身体を診ていくのではなく，身体のなかに起こった変化に意識を向けていただきたいということです。例えば，患者さんから「胸が痛い」と言われたとき，心筋梗塞や肺炎などがまず頭に浮かぶと思いますが，本書を読むことで，血流の途絶や血管の破綻，胸膜のトラブルなど，起こりうる現象を意識して対処する考え方を身につけていただきたいのです。病名ありきではない，ということです。ヒトの身体は何らかの変化を起こすと，そこからさまざまな症状を発症してきます。異変が起こった患者さんを前にしたとき，「病名」で診るのではなく「身体のなかで何が起こっているのだろう」を真っ先に考えていただきたい，

診断を軽視するわけではなく，診断に至る過程に重きをおいていただきたいのです。そうした観点から，本書では，緊急度別に分けた項目の冒頭に「病態生理」を取り上げています。トリアージの理念に基づき緊急度別の構成にしていますが，該当するよくある疾患名（まず考えたい想定疾患）は最後に出てきます。主眼は，緊急度別の「観察のポイント」です。そこから「なぜそのポイントに気づく必要があるのか」を説明しています。本書を読み進むと，いろいろなアプローチで「p●を参照」という言葉が出てきます。場合によっては何度も出てきます。緊急度や痛み等の部位は異なっても，ヒトの身体の診方がおのずとわかる構成になっています。何度も出てくる参照頁は必ず身につけて自分のものにしてください。

2022年8月吉日

医療法人社団哺育会白岡中央総合病院
副院長　松山尚弘

目 次 **Contents**

Part 1 **トリアージの理念に基づいた急変時の臨床判断**

1 ●トリアージ赤→黒　危険な徴候

4 ●トリアージ緑　忘れてはいけない徴候

Part 2 「パッと見」の意義と考え方

本書のねらいと本書の使い方

● **トリアージの歴史**

　トリアージ（triage）という言葉と理念は一般的にもかなり浸透してきました。医療におけるトリアージとは，いわゆる識別救急のことで，大災害や大きな事故現場で多数の傷病者が同時発生した場合に，傷病者の緊急度や重症度に応じて適切な処置や搬送を行うために治療優先順位を決定することです。

　triageはフランス語のtrierからの派生語で，良いものを選り抜くという意味をもっており，1700年代，フランスの繊維商人が羊毛の質の等級を決めるために用いた言葉だといわれています。医学の領域で応用されたのが1800年代初頭のナポレオン時代で，このトリアージの手法がフランス軍ではじめて正式採用され，戦場で負傷した兵隊の処置優先順位がつけられました。トリアージの手法を取り入れ改善を重ねた効果は，フランス軍の死傷者の減少に現れているといわれています。わが国においては，1995年1月の阪神・淡路大震災と，同年3月に東京都で起きた地下鉄サリン事件（同時多発テロ事件）を契機に集団災害に対する関心が高まり，1996年，医療資源が少ないときの簡易カルテである「トリアージタッグ」の標準が公表されました。いまでは各医療機関や消防署等でトリアージの訓練が積極的に行われています。

　加えて，1990年代より医療資源が充足している医療機関でも，多数の傷病者が来院する救急外来や夜間診療などでは院内トリアージが行われるようになり，徐々に浸透してきています。院内トリアージとは，医師や看護師が救急外来や初療室等で患者の緊急度と重症度を判断し，医

療資源を人的にも物的にも有効に活用することです。しかし，トリアージナースと呼ばれてトリアージを実施できる看護師は，救急看護を含む看護経験をもち，あらゆるスキルをもっている看護師でなければトリアージを実施することはできません。トリアージナースには高度な観察力とアセスメント力，コミュニケーション能力が必要です。

● **本書のねらい**

　本書のねらいは，災害時の救急事故現場や救急外来，初療室で用いられているトリアージの発想と理念を，いわゆるトリアージナースではない一人ひとりの看護師さんが日常の看護業務のなかで発揮してもらうことで，救える命を一人でも多くしてほしいという願いで執筆しました。

　緊急度判定には，災害時のSTART（Simple Triage and Rapid Treatment）法，院内トリアージではCTAS（Canadian Triage and Acuity Scale ）を経て誕生したJTAS（Japan Triage and Acuity Scale）法や各自治体による判定等いろいろありますが，本書では下記の分類を用いて論じています。

● **本書の使い方：**
　治療の優先順位を決めるトリアージタッグの4つ色とその意味

　本書では，災害時のトリアージタッグの色分けである赤→黄→緑→黒の4色を，「赤→黒」→「赤」→「黄」→「緑」の順とし，「赤→黒」を治療の最優先に位置づけています（**表1**）。

災害時医療(START法)		本書の分類	
●	治療の適応なし(黒)	●	心肺蘇生の適応(赤→黒)
●	緊急治療の適応(赤)	●	緊急治療の適応(赤)
●	治療の必要はあるが，待機可能(黃)	●	治療の必要はあるが，待機可能(黃)
●	軽症者(緑)	●	軽症者(緑)

●トリアージ赤→黒

　多くの傷病者が同時発生する災害現場では，トリアージ「黒」は無呼吸群・死亡群に分類され，回復の見込みがないものとし，治療優先度は最後になっていますが，本書では，トリアージ「赤→黒」とし，生命の危機的状況にあり，最も迅速な処置を必要とする最優先治療群としました。いわゆる「急変！」の患者さんたちです。災害時と異なり，平時の医療では患者さんの急変をいかに速やかにみつけ，素早く適切な処置をするかが大切になります。この「赤→黒」の状態の患者さんは，心肺蘇生を含む処置を直ちに開始すべき状態と考えてください。

●トリアージ赤

　災害時では一刻も早い搬送と治療が求められる最優先治療群の患者さんたちです。本書では30分以内に処置をはじめなければ生命の危機もしくは四肢を失う可能性のある状態と位置づけています。できるだけ患者さんのそばを離れずに応援を呼び，応援がきたときに皆が的確に動けるような観察眼と手技を身につけることを目標に本書をお読みください。

●トリアージ黄

　災害時では待機的治療群に分類され，優先度は高いが今すぐの治療は不要と位置づけられています。本書では30分ごとに目を届かせ，必要があれば処置を行う状態と考えます。急いでコールボタンを押すほどの緊急性はないものの，患者さんの訴えを傾聴し，勤務者同士で情報を共有し看護技術を施してください。

●トリアージ緑

　災害時では保留群に分類され，軽症で外来処置が可能な状態と位置づけられますが，本書では60分ごとに目を届かせ，必要があれば処置を行う状態と位置づけています。この段階にいる患者さんたちの主訴は多様です。一見，何でもないように見えても，或る疾患の初発症状となっていることがあります。患者さんの訴えを傾聴し小さな異変を見逃さないコツを本書で身につけてください。

　そして最後にお願いです。国際ガイドラインに基づいた蘇生講習をぜひ受講してください。蘇生コースは，START法・SALT法（一次トリアージ），JTAS法をはじめ，普通救命講習，BLS，ACLS，ICLS，PAT法（二次トリアージ）講習などがあります。蘇生コース以外にもさまざまな分野の講習があります。積極的に実技を伴った講習を受けていただいたあと，本書をもう一度読み返してください。きっと本書の意図がみなさんのなかでなお強く生きてくると思います。

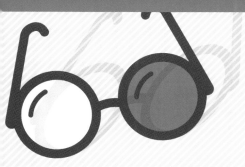

Part 1

トリアージの理念に基づいた急変時の臨床判断

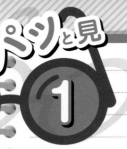

パッと見

① 危険な徴候

病態生理

直ちに処置をしなければ
生命の危険もしくは四肢を
失う可能性のある状態

トリアージ

赤▶ **黒**

　通常，災害現場では，トリアージ黒は心肺停止という不可逆的な状態にあるため，「救命不可」と考え確認のみになります。しかし，医療資源があり人手も足りていることが前提の平時の救急では，トリアージ黒もしくは黒に近いトリアージ「赤→黒」の場合，全力で救命処置に入ります。なぜなら，心肺停止と死亡のごくわずかな隙間のところに患者さんがいるかもしれないからです。

　「心肺停止」とは，文字どおり，心臓の動きが止まり，自発的呼吸運動が停止した状態のことです。これをCPA（cardiopulmonary arrest）といいます。この状態では救命処置により，自己心拍が再開になったり自発的な呼吸運動が再開になったりする可能性がまだあります。一方，いわゆる「死亡」は，心臓の動きの停止，呼吸運動の停止に加え，脳機能も完全に停止し，それが回復しない状態を指します。つまり，「心肺停止」と「死亡」の間には，多少の時間のずれ（時間差）があるのです。

　この時間差は人によって異なりますが，だいたい10 〜 15分です。こ

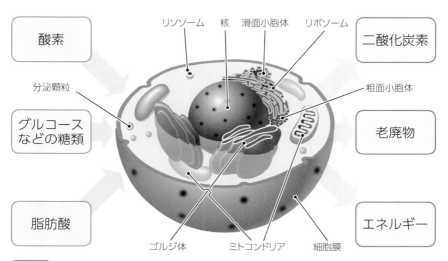

図1 身体を構成している細胞の内部

の 10 〜 15分の間に，回復（蘇生）の余地が残されているのですが，それではこの間，私たちの身体のなかでは，いったい何が起こっているのでしょうか？　少し考えてみましょう。

まず最初に，心肺が停止します。すなわち，全身の血流停止です。血流が停止すると，生命活動に必要な酸素やエネルギーの供給が停止し，二酸化炭素といった老廃物の排出ができなくなります。もし私たちの身体が1個の細胞でできていれば，血流停止は瞬時に死につながりますが，私たちの身体は約60兆個ともいわれる細胞（**図1**）からできています。したがって急な血流停止でも，瞬時に全細胞が死に至ることはありません。私たちの身体には予備力があるのです。そして臓器や組織の機能が回復不能になるまでには，細胞死よりも時間がかかります。そこに，血流を再開させる治療の余地があるのです。

ここで血液の流れをおさらいしましょう。血液の流れには，肺循環と

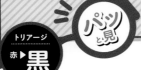
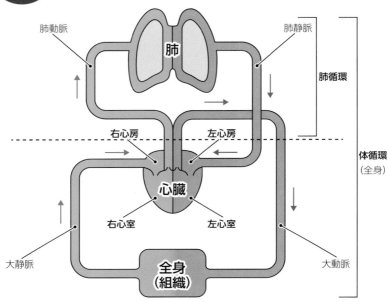

図2 血液の循環

体循環の2つがあります（**図2，表1**）。

　肺循環とは，血液を酸素化する循環です。このため，肺循環は，右心房に集まった血液を右心室から肺動脈で肺に送り，肺の組織である肺胞でガス交換を行います。肺胞で二酸化炭素を手放し酸素を受け取るため，血液が酸素化されます。そうして肺静脈から心臓（左心房）に戻ってきます。

　一方，体循環とは，全身に酸素化された血液を送り，組織に酸素や栄養素を渡し，二酸化炭素や老廃物などの不要なものを吸収する血液の流れをいいます。つまり，肺で酸素化された動脈血が心臓（左心室）から送り出され，大動脈から枝分かれして組織に至り，そこでガス交換や代謝が行われ，組織から徐々に大静脈に集められ，心臓（右心房）に戻ってきます（**図2**）。

● 表1　肺循環と体循環のはたらき

> 肺循環（血液が心臓と肺の間で移動する循環経路）
> ・肺循環のはたらき：体循環で全身に新鮮な血液を送るために，心臓から送られて
> 　　　　　　　　　　きた血液を肺で酸素化すること
> ・1周するのに要する時間：約3〜4秒
> ・肺循環の経路：
> 　　右心室→肺動脈→肺→肺静脈→左心房
>
> 体循環（血液が心臓を出て全身に行き渡り，再び心臓に戻ってくる循環経路）
> ・体循環のはたらき：全身の組織に酸素化された新鮮な血液や栄養素を渡すこと。
> 　　　　　　　　　　また，二酸化炭素や不要な老廃物等を吸収すること
> ・1周するのに要する時間：約20秒
> ・体循環の経路：
> 　　左心室→大動脈→全身の組織→大静脈→右心房

　ところで，血流を考える際に，よく私たちは「血圧120です」などと話していますね。この血圧の単位である，「mmHg」（ミリメートル・エイチ・ジー）について説明しましょう。まずHgとは水銀の元素記号です。mmHgとは，高さ1mmの水銀柱が与える圧力を指します。つまり，血圧120mmHgとは，水銀柱式血圧計の水銀を120mmも上に押し上げる圧力がある，といっているのです。

　現在，水銀は危険なため，私たちの身近にはないのでピンとこないかもしれませんが，水銀は水や血液に比べて約13倍の重さがあります。

　この水銀を水に置き換えてみますと，「血圧120mmHg」は120mm×13＝1560mmとなり，約1.5mにもなります。わかりやすくいえば，公園の噴水を1.5m上げるくらいの圧で，心臓は血液を血管壁に送り出しているのです。つまり血圧とは，心臓から送り出された血液が血管を流れるときに血管壁にかかる圧のことです。

　このような強い圧に個々の細胞が晒されると細胞はすぐに壊れてしま

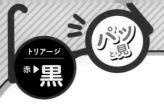

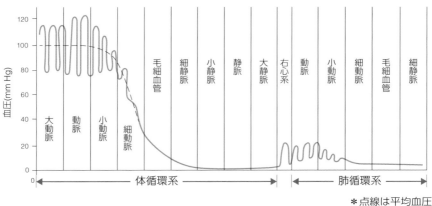

図3 各血管の中の血圧

いています。ところが，血管は全身のすみずみまで血液を送るために，幾度も幾度も枝分かれしていきます。全身の血管の総延長は約10万kmにもなるといわれておりますが，末端にいくにしたがって血管の直径は細くなって流れにくくなり，血液の粘り気による抵抗（粘性抵抗）で，圧は下がっていきます。末端の組織では，血液の流量はほんのちょろちょろです（図3）。

この組織での血液の入れ替わりの遅さに，私たちの予備力といわれる機能があるのではないかと思います。ゆっくりした流れなので心臓から血液の供給が止まる，すなわち循環が止まっても，まわりにある血液とのガス交換や代謝の調節がわずかながらもできており，少しの間は，末梢の細胞は生きられるのではないかと考えられています。また，嫌気性代謝など，酸素をあまり使わないで生きていく術ももっています。

このように，私たちの個々の細胞はあの手この手で生き抜こうとしているのです。つまり，細胞が何とか心肺停止によるダメージをしのいで

いる間に，救命処置を行って，できるだけ本来の循環に近い循環状態を回復してあげれば，私たちの身体は回復していくはずなのです。

　目の前の患者さんが，心肺停止の状態のとき，あなたを含めた私たち医療者が救命処置を行うことで，せめて自己心拍の再開が見込めないかと粘ることが大切です。不可逆的な変化が起こり回復されないかもしれませんが，もしかしたら自己心拍再開からぐいぐいと戻ってこられ，回復なさるかもしれません。そう考えて，最善の対策をとる方法が救命処置です。わずかに残された隙間かもしれませんが，全力を尽くしましょう。

心臓の各部屋の覚え方

心臓の右心房と右心室，左心房と左心室。それぞれの位置はわかっても，役目となると，どっちがどっちだったか，迷いませんか。その場合は，心臓から血液が出ていく部屋を「室」，血液が心臓に戻ってくる部屋を「房」と覚えましょう。「房」は「戻る」という漢字に似ているから，ほら，もう迷いません。図2と表1で確認しましょう。

私たちの身体は，酸素なしでは生きていくことができません。だから，この「危険な徴候」の病態生理では，血液の循環のしくみをまず理解しておきましょう。

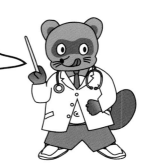

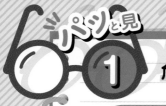

パッと見 ① 危険な徴候

意識障害

刺激に対して反応のない状態

トリアージ

赤▶ **黒**

 観察のポイント

　患者さんに意識がなく，看護師のあなたが強い刺激（痛み）を与えても全く無反応の状態でしたら，意識障害の「赤→黒」とみられるレベルです。ちなみに，この状態を「JCS300」と表現します。JCSはジャパン・コーマ・スケール（Japan Coma Scale）の略で，わが国で広く普及している意識障害の評価方法です（→p26 NOTE 1 ）。

　患者さんが痛みに反応しないときに最も大切なことは「心肺停止を見逃さない」ことです。この「赤→黒」のレベルは生命の危機がありますから，直ちに一次救命処置（basic life support：BLS）を行ってください（→p31 NOTE 2 ）。意識の回復は，心肺停止から自己心拍再開までの時間が1分遅れるごとに約10％低下するといわれています。まだ完全に心肺停止になっていない人に心肺蘇生を行ってしまっても大丈夫です。怖がらないでください。目の前の患者さんを救うのはあなたです。

　意識レベル「赤→黒」の患者さんをパッと見てピンとこないといけないのは，意識・呼吸・循環の確認です。そして，意識障害（突然の心肺停止）の原因は心疾患が多いため，胸骨圧迫に重点を置いて，絶え間なく胸骨圧迫（心臓マッサージ）を行う必要があります。

ここのポイントに気づいていますか？

● 主な疾患のうち心室細動（VF）による心肺停止を考えてみましょう

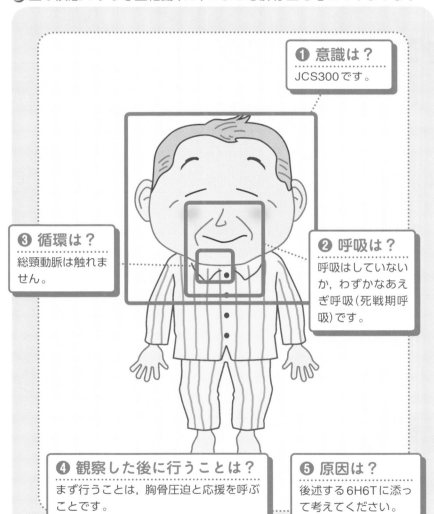

❶ 意識は？
JCS300です。

❷ 呼吸は？
呼吸はしていない
か，わずかなあえ
ぎ呼吸（死戦期呼
吸）です。

❸ 循環は？
総頸動脈は触れま
せん。

❹ 観察した後に行うことは？
まず行うことは，胸骨圧迫と応援を呼ぶ
ことです。

❺ 原因は？
後述する6H6Tに添っ
て考えてください。

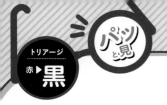
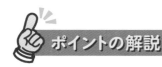
ポイントの解説

❶ 意識

まず初めに，患者さんの耳元で「どうされましたか？」「わかりますか？」と大きく声をかけて，意識があるかどうかを確認してください。普通救命講習（心肺蘇生）で教わったことを思い出しましょう。

そして，声かけと同時に，患者さんの肩を叩いてください。その次に痛覚刺激をしてください。想定している意識レベル「赤→黒」では，いずれも反応がないはずです。

痛覚刺激には，固く握ったこぶしで患者さんの胸骨をグリグリ押してみる方法や，手足の爪を圧迫する方法などがあります（図1）。できるだけ確認の跡が残らないように愛護的に行いましょう。

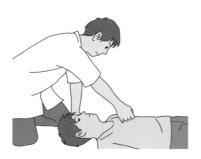

胸骨を押す

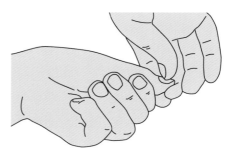

爪を圧迫する

図1　痛覚刺激（痛みの与え方）

❷ 呼吸

呼吸の有無を確認します。これも普通救命講習（心肺蘇生）を思い出しましょう。

まず行うべきことは，気道の確保です。気道の確保とは，ひとことでいえば，呼吸のための空気の通り道をしっかりとつくることです。空気が肺まで楽に通るように，空気が鼻や口から肺に達するまでの通路を開いてあげなければなりません。この気道確保が，心肺蘇生のなかで最も重要です。

この病態「赤→黒」の患者さんは意識がない状態ですから，舌が喉の奥に落ち込んでしまいます。するとその舌が気道を塞ぎ（舌根沈下），窒息してしまいます。気道が確保できれば呼吸ができますが，気道が確保できていなければ，どんなに人工呼吸を行っても効果はありません。気道が確保できていれば助かったのに，ということのないように，手技を覚えましょう。

次に述べる2つの挙上法は，意識障害があったり，反応がない患者さんに対し，上気道を開くために有効な手技です（気道確保）。いずれも患者さんを仰臥位にし，気管挿管時には上気道を空気が最も通りやすい「スニッフィングポジション」（上気道の直線化，**図2**）にします。

●頭部後屈あご先挙上法（図3a）

頭を後ろに反らして，あご先を持ち上げる方法です。

頭側の手を患者さんの額に，他方の手の指先を下顎の先に当て，引き上げるようにして頭を後方に反らします。頭が動かないように，額に当てた手でしっかり押さえてください。

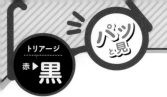
口腔軸

口腔から咽頭までが
一直線になる

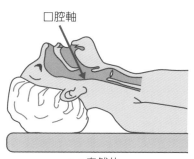

a：自然位

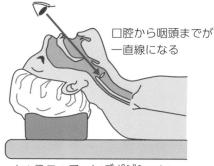

b：スニッフィングポジション

図2 スニッフィングポジション（sniffing position）：自然位との違い
スニッフィングポジションとは，顔面が水平あるいはやや上を向くかたちで頭部が挙上された状態。このような姿勢になるように枕の高さを調整すると，声門が目線上に現れるため直視でき，喉頭展開が行いやすくなります

　注意点は，空気の流れを妨げるおそれがあるので，力を入れすぎないことです。また，下顎を持ち上げるときは，あご先の骨の部分だけを支えます。下顎の軟部組織に圧がかかると気道が閉塞するおそれがあるからです。

　ほとんどの場合は，この頭部後屈あご先挙上法で気道が確保できますが，なかには，交通事故や転落事故等で頸を強く痛めている人がいます。そうした患者さんには，頭を反らせると危険なため，次に述べる下顎挙上法（かがくきょじょうほう）を行います。

●下顎挙上法（図3b）

　両手の中指・薬指・小指を下顎角（あごが曲がるところ）に置き，下顎を引き上げる方法です。

　引き上げるときは，必ず下切歯が上切歯を超える高さまで下顎を持ち

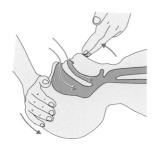

a：頭部後屈あご先挙上法

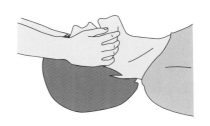

b：下顎挙上法

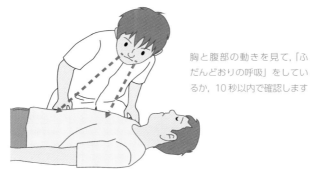

胸と腹部の動きを見て,「ふだんどおりの呼吸」をしているか,10秒以内で確認します

c：気道を確保したら呼吸の確認を

図3 意識がない場合の気道確保の方法

上げます。このときも頭部後屈あご先挙上法と同様,下顎の軟部組織に圧がかかると気道が閉塞するおそれがあるため,あご先の骨の部分だけを持ち上げます。この手技は慣れが必要ですので,日頃からモデル人形などで練習し,身につけておいてください。

　気道確保ができたら,再度「呼吸の確認」をしてください（**図3c**）。「見て・聴いて・感じて」を合言葉に行います。まずは,「呼吸の有無」を見てください。空気が肺の中に入って出ているのを,胸の上がり下がりの動きで確認するのです。患者さんの上から見てもわかりにくいことが

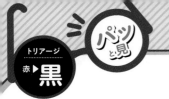

NOTE 1　JCS (Japan Coma Scale)

　わが国で広く普及している意識障害の評価方法です。本来は，脳神経外科領域で「脳ヘルニア」の状態(進行)を評価する目的で開発されてきましたが，簡便でわかりやすいため，本来の意味合いから拡大解釈されて普及しています。意識障害の評価方法は，欧米ではGCS (グラスゴー・コーマ・スケール：Glasgow Coma Scale)が主に使用されていますが，こちらはさらに細かな状態の評価方法です。

Japan Coma Scale (JCS)

Ⅰ．覚醒している （レベル1桁： 　1桁の点数で表現）	0	意識清明である
	Ⅰ-1	見当識は保たれているが意識清明ではない
	Ⅰ-2	見当識障害がある（場所や時間，日付がわからない）
	Ⅰ-3	自分の名前・生年月日が言えない
Ⅱ．刺激に応じて一時的 に覚醒する （レベル2桁： 　2桁の点数で表現）	Ⅱ-10	普通の呼びかけで開眼する
	Ⅱ-20	大声で呼びかけたり，強く揺すったりするなどで開眼する
	Ⅱ-20	痛み刺激を加えつつ，呼びかけを続けるとかろうじて開眼する
Ⅲ．刺激しても覚醒しない （レベル3桁： 　3桁の点数で表現）	Ⅲ-100	痛みに対して払いのけるなどの動作をする
	Ⅲ-200	痛み刺激で手足を動かしたり，顔をしかめたりする
	Ⅲ-300	痛み刺激に対してまったく反応しない

多いので，少し目線を下げましょう。患者さんの横から見ると，上下運動はわかりやすいです。

　次に，呼吸音を聴いてください。呼吸で空気が出入りすると，気流の音がします。スヤスヤした寝息を思い出してください，あれです。

　そして次は，吐息で呼吸を感じてください。吐息は身体から出てきたばかりなので36℃余りの温度をもっていて，生暖かく感じます。患者さんに近づいて，皮膚で感じ取ってください。

❸ 循環

　「循環とは！」と大きく構える必要はありません。全身に血液が流れているかどうかを確認すればよく，方法は簡便です。頸部の総頸動脈を触れてください（**図4**）。

　「なーんだ，そんなこと」と思われた方，意識がなく呼吸が止まっている患者さんの脈を触れるとき焦ってしまいませんか？　いい歳をした私も，そんな事態になったらいまも緊張して焦ります。そうしたときに，

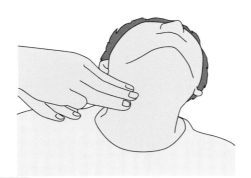

図4　総頸動脈の触知
頸部の下側で，中央の気管の膨らみから外側に指をずらしていくと，簡単に触れることができます

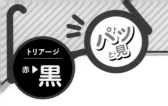

一番わかりやすい脈が総頸動脈です。しかし焦っていると，指1本では，自分の脈を感じてしまうことがあります。患者さんの頸動脈の走行に合わせて，2本以上の指を置きましょう。かなり間違いが少なくなります。そして脈を触れたとき，圧が弱いか・リズムが乱れていないかを確認してください。つまり，この病態のときの脈は，総頸動脈で測ることが大切です。

❹ 観察した後に行うこと

　意識→呼吸→循環と観察してきても反応がなければ，できればその場を離れずに助けを呼び（ナースコールする，大声で呼ぶなど），心肺蘇生（＝胸骨圧迫）をはじめてください（**図5**）。自分一人で対処するには限界があります。

　日頃から，緊急時にどのような手順で対応するかを決めておくことが大切です。そして，繰り返しシミュレーションを行い，いつでも対処できるように準備しておきましょう。何をすべきかわからなければ，あたふたするだけになってしまいます。

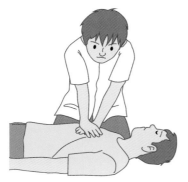

図5　BLSにおける胸骨圧迫

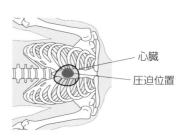

心臓

圧迫位置

▲胸骨圧迫は胸の真ん中で行います

● 表1　心肺停止（CPA）になりやすい6H6T

6H	Hypovolemia	循環血液量減少
	Hypoxia	低酸素血症
	Hypo/hyperkalemia	低・高カリウム血症
	Hydrogen ion	アシドーシス
	Hypothermia	低体温
	Hypoglycemia	低血糖
6T	Tension pneumothorax	緊張性気胸
	Tamponade, cardiac	心タンポナーデ
	Thrombosis coronary	急性心筋梗塞
	Thrombosis plumonary	肺血栓塞栓症
	Trauma	外傷
	Toxic	薬物中毒

❺ 原因

　意識障害にはいろいろな原因があると考えられますが，病状としては，ほぼ心肺停止と考えています。心肺停止になりやすい病態の代表的な原因をわかりやすく示したものが，**表1**にあげた「6H6T」です。つまりこれは心肺停止のうち，モニタ上波形はあるものの脈拍のない状態である無脈性電気活動（pulseless electrical activity : PEA）の一覧です。この一覧をすべて覚えましょうとまでは言いませんが，知識として知っていると一次救命処置に加えて，次に何をするべきかがわかります。あるいは心肺停止の原因を取り除くことにつながり，救命できる可能性が高まります。なるべく覚えていただきたい表です。

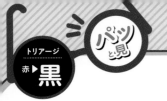

まず考えたい想定疾患

まず考えたい想定疾患は，表1にあげた6H6Tです。なるべく覚えてください。

頭部：脳梗塞，脳出血，くも膜下出血，脳腫瘍など
　　　上記のうち脳幹部にダメージ（直接・間接）を与える病態

呼吸器：喀痰による窒息（肺炎など），嘔吐物による窒息，喘息重積発作など

循環器：心室細動（ventricular fibrillation: VF），無脈性心室頻拍（pulseless VT）
　　　　無脈静電気活動（pulseless electrical activity：PEA）
　　　　心静止（asystole），大動脈破裂（胸部・腹部）など

消化管：食道・胃静脈瘤破裂，肝がんからの出血，腹部臓器破裂など

四肢　：動脈閉塞など

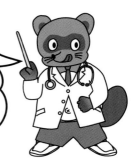

意識障害の程度の判定は，JCSとGCSで，鑑別疾患はアイウエオチップスで覚えましょう。なおJCSは主にわが国で用いられている評価法で，3-3-9度方式とも呼ばれています。GCSはp181の表1，アイウエオチップスはp182の表2を見てくださいね。

院内におけるBLS（basic life support, 一次救命処置）の手順

（「JRC蘇生ガイドライン2020」に基づく）

　　BLSとは，心臓と呼吸が停止した状態の心肺停止（cardiopulmonary arrest：CPA）または呼吸停止に対する一次救命処置のことです。院内において医療従事者（看護師）が実施するBLSの手順は下記の①〜⑦となります。

①患者の意識（反応）を確認する

②その場を離れずにナースコールで応援を要請する。もしくは大声で応援を要請する

③呼吸と脈拍の有無から心停止を判断する

④心停止と判断したら，10秒以内に胸骨圧迫からCPR（cardiopulmonary resuscitation，心肺蘇生法）を開始する

⑤胸骨圧迫を30回行った後，気道を確保し人工呼吸を2回行う

⑥胸骨圧迫30回＋人工呼吸2回を1サイクルとして繰り返す（CPRの継続）

⑦AEDを装着。迅速に除細動を行う

※感染防御の対策をしながら行ってください

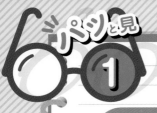

① 危険な徴候

頭 部

心停止に至る頭蓋内疾患

トリアージ

赤▶ **黒**

観察のポイント

　頭部に関しては意識障害の項と重なりますので，ここでは脳のダメージを中心に述べていきます。脳は各部分ではたらきが異なるため，脳のどの場所がダメージを受けたかによって，症状が異なります。脳血管障害には①脳梗塞，②脳出血，③くも膜下出血，④一過性脳虚血発作（transient ischemic attack：TIA）の4タイプがあり，このうち大半を占めるのが脳梗塞です。脳血管障害の治療は時間が勝負のため，観察の確かさと速さが予後に影響します。したがって，①〜④の特徴をよく知っておくことが大切です。例えば，脳梗塞の場合は，片麻痺，片側の感覚障害が現れます。心原性脳塞栓症なら急速に発症し，症状が出揃います。脳出血の場合は出血部位と程度によって左右どちらかに片麻痺が現れ，しびれや感覚異常を伴うことがあります。くも膜下出血は麻痺の出現は少なく，頭痛が顕著です。TIAの症状は脳梗塞と同じですが，短時間で改善するため見過ごされやすいです。上記のほか，手足に麻痺やしびれが突然生じたら，緊急性の高いサインと判断し，脳神経系の疾患をすぐ疑いましょう。どの場合も頭部CTやMRIで検査を行いますが，その場合は主訴をふまえて読影する必要があるため，問診が大切です。

ここのポイントに気づいていますか？

● 主な疾患のうち広範な脳出血を考えてみましょう

❶ 瞳孔は？

瞳孔径に左右差がみられることが多いです。

❷ 呼吸は？

脳圧が上昇し，呼吸が停止してしまうことがあります。

❸ 脈拍は？

出血後，時間の経過とともに弱くなり触れなくなります（血圧は高いことが多いです）。

❹ 異常姿勢は？

外部刺激がなくても異常姿勢をとることがあります。除脳硬直や除皮質硬直が起こっていないか確かめましょう。

❺ けいれんは？

最初に起こった場所で，出血でダメージを受けた部位を推定できます。

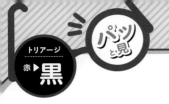

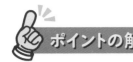

ポイントの解説

❶ 瞳孔

　緊急度を見極めるには，瞳孔（瞳の中央の黒い部分）の大きさ・左右差，対光反射の有無，眼位といった神経学的所見を観察し，評価できることが必要です。瞳孔は視神経・動眼神経など脳神経に支配されているため，眼症候を観察すれば，脳幹部が障害されているかいないかがわかります。瞳孔の状態を観察するときに見えにくい場合は，ペンライトを用いて明るさを調節します。対光反射を測定する場合は，いきなり眼に光を当てず，目の外側から徐々に光を当てていくことが大切です。

　正常な瞳孔径は表1に示したとおり，2.5 〜 4.0mmです。脳に異常がなければ光に反応して縮瞳します。対光反射が弱かったり消失していたら，動眼神経の圧迫を考えます。

　瞳孔径が左右で0.5mm以上の差がある「瞳孔不同」や，瞳孔径が

● 表1　瞳孔の大きさとその原因

正常径 2.5~4.0mm	―
縮瞳 2mm以下	脳幹部のうち，橋にダメージの可能性 何らかの中毒の可能性
散瞳 5mm以上	動眼神経麻痺 けいれん発作時 脳幹部のダメージ
左右差，対光反射の消失，減弱	脳ヘルニアの可能性 散瞳側の動眼神経の圧迫

5mm以上ある「散瞳」は，予後不良を思わせる症状です。散瞳の場合は，散瞳がみられる側に原因の病巣があります。瞳孔の異常は，緊急を要する場合があるため，日頃から瞳孔の状態を知っておくことが大切です。

❷ 呼吸

　呼吸回数の異常，1回換気量の異常，呼吸リズムの異常などを総称して「異常呼吸」といいます。トリアージ「赤→黒」の重篤な患者さんが異常呼吸をしていたら，そのパターンを的確に見分ける必要があります。異常呼吸の1つである「呼吸リズムの異常」には「不規則な異常」を示すビオー呼吸（失調性呼吸ともいいます）やあえぎ呼吸，下顎呼吸，「周期的な異常」を示すチェーン・ストークス呼吸などがあります（**図1**）。それぞれの臨床症状をよく把握しておくことが必要です。

　リズミカルに安定した呼吸をしていないなど神経学的所見に異常があるときは，中枢神経系疾患などに体内で何らかの重篤な異常が起こっているサインです。とくにビオー呼吸は，橋が障害された生命危機のサインです。

❸ 脈拍

　頭部の状態を改善するには循環の維持がまず必要ですが，この循環の指標となるのが脈拍です。脈拍の基準値は成人の場合は60 〜 100回/min，高齢者は50 〜 70回/minと覚えてください。高齢者は一般に徐脈傾向（60回未満）にあるため，低めの基準値になっています。しかし緊急性を考えるうえで重要なのは「数値がいつもと大きく違う」ことです。ここに注意を払ってください。いつもと数値が大きく異なったことが，「異常のサイン」なのです。

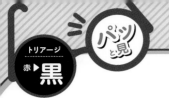

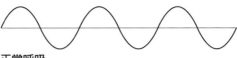

正常呼吸

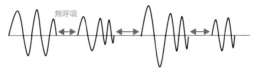

無呼吸

ビオー呼吸

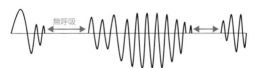

無呼吸

チェーン・ストークス呼吸

図1 代表的な異常呼吸のパターン

【呼吸リズムの異常】

●ビオー呼吸

　深さ速さの一定しない呼吸を繰り返す状態(不規則な異常)。無呼吸時間は10 〜 30秒と不規則。脳炎，脳腫瘍，骨髄炎など頭蓋内圧亢進による圧迫，中枢神経系疾患(特に橋と延髄レベルの障害)，脳血管障害(脳卒中)などでみられます。一過性であることが多く，障害された部位は脳幹で，橋と延髄付近の病変で起こります

●チェーン・ストークス呼吸

　無呼吸⇒徐々に過呼吸⇒徐々に低呼吸⇒無呼吸，を周期的(30秒〜 2分間隔程度)に繰り返している状態(周期的異常)。中枢神経系疾患や脳血管障害(脳卒中)，各種疾患の末期などでみられます。障害された部位は間脳です

　100回以上/minを頻脈(ひんみゃく)といいますが，頻脈では失神・けいれん等さまざまな症状が起こります。心房細動が起こると脳梗塞を起こす危険性があります。

　前述したように，60回/min未満を徐脈といいますが，徐脈になると脳への血流が不足するため，息切れや足のむくみ，めまいや失神などが

● 表2　収縮期血圧の予測

- 橈骨動脈で触知可能であれば→80mmHg以上あり
- 大腿動脈で触知可能であれば→70mmHg以上あり
- 総頸動脈で触知可能であれば→60mmHg以上あり

起こります。徐脈の原因は洞不全症候群と房室ブロックをまず考えましょう。

　脈拍は通常，最も脈が触れやすい橈骨動脈で測りますが，橈骨動脈で測れるのは収縮期血圧が80mmHgまでで，80mmHg以下は触知困難になります。大腿動脈は70mmHgまで，総頸動脈では60mmHgまでです。トリアージ「赤→黒」の患者さんは緊急を要します。そのとき，脈拍は血圧を予測する方法となり得ますので，この数字と場所を覚えておきましょう（**表2**）。例えば，総頸動脈で触知できなかったら，その患者さんは収縮期血圧が60mmHg以下と予測するのです。脈拍の弱い患者さんは総頸動脈で計測します（p27の図4参照）。

④ 異常姿勢

　異常姿勢（異常四肢ともいいます）がみられたら，重篤な脳損傷が起こっていると考えてください。異常姿勢には，**図2**に示したように，除脳硬直と徐皮質硬直があります。いずれも筋緊張が亢進した状態で，脳幹が運動に影響を与えていることを意味しています。よって，異常姿勢は脳幹の障害の程度を示すサインと考えましょう。異常姿勢は外部からの刺激で起こりますが，外部刺激（痛み刺激）がなくても，患者さんは異常姿勢をとることがあります。異常姿勢のうち，除皮質硬直は必ずしも予後不良ではありませんが，除脳硬直は予後不良で，いつ呼吸停止と

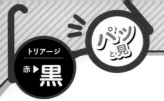

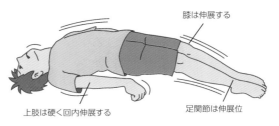

膝は伸展する

上肢は硬く回内伸展する

足関節は伸展位

除脳硬直

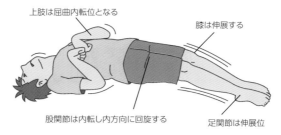

上肢は屈曲内転位となる

膝は伸展する

股関節は内転し内方向に回旋する

足関節は伸展位

除皮質硬直

図2 異常姿勢

・除脳硬直：体幹は弓なりに緊張し，手指を強く握りしめています。上肢は肘関節で伸展しており，下肢は各関節で伸展しています。原因は脳幹(中脳・橋)の障害で，脳出血，脳腫瘍，低酸素脳症など。予後不良です

・除皮質硬直：肘関節は屈曲し，手関節は手掌側に屈曲します。原因は大脳皮質と白質の障害で，かならずしも予後不良ではありません

なってもおかしくない状態です。意識障害の評価ツールであるGCS
(Glasgow Coma Scale)では，除脳硬直はM2，除皮質硬直はM3です
(p181の表１参照)。

　筋緊張の観察の仕方を**表3**に示しました。骨格筋は絶えず不随意に緊張した状態にあり，この緊張を「筋緊張」といいます。

❺ けいれん

　トリアージ「赤→黒」の患者さんは重篤な状態であるため，けいれん

● 表3　筋緊張の観察の仕方

部位	観察
上肢	肘関節では屈伸を，前腕の回内・回外をみる
手関節	背側・掌側に屈伸させてその抵抗をみる
下肢	足関節と膝関節の屈伸をみる

表内の部位を動かして，抵抗を観察する

を起こすケースが出てきます。けいれんは全身または一部の骨格筋（筋肉）の不随意な収縮発作で起こります。

　また，けいれんには，脳性によるものと電解質異常などの脳外性によるものがあります。脳性によるものは，脳出血，脳梗塞，くも膜下出血，脳腫瘍，てんかん，頭部外傷による脳挫傷などです。このようにけいれんの原因には重篤な疾患が多く，発作が長引くほど予後不良になることを覚えてください。また，けいれんが起こったら，筋肉の収縮と四肢の様子を適切に把握できることが大切です。

　けいれんには2種類あり，全身性けいれんと，顔面などの局所性けいれんに大別されます。全身性けいれんには3種類あり，「強直性けいれん」「間代性けいれん」「強直間代性けいれん」に分けられます。「強直性けいれん」と「間代性けいれん」は**図3**を参照してください。

　「強直間代性けいれん」は，強直性けいれんが数十秒続いた後に間代性けいれんを繰り返すけいれん発作で，大発作ともいいます。発作は1分程度です。強直期には意識が消失し，呼吸は抑制されますが，間代期には意識消失は起こるとは限らず，呼吸は不規則です。呼吸の抑制はない場合があります。

　局所性けいれんが重篤な状況に陥る危険性は高くありません。しかし，

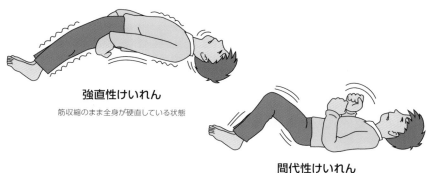

強直性けいれん
筋収縮のまま全身が硬直している状態

間代性けいれん
緊張と弛緩が交互に反復して起こり,
四肢をばたつかせている状態

図3 全身性けいれん
けいれんとは,不随意で急激な筋肉の収縮です。けいれんには全身性けいれんと局所性けいれんの2つがあり,全身性けいれんは症状によって「強直性けいれん」と「間代性けいれん」に大別されます。種類は「強直間代性けいれん」をあわせて3種類です

なかには身体の一部からはじまって全身にひろがることもあります。その場合は,脳に原因がある可能性が高いと考えてください。要注意です。

けいれんが30分以上繰り返すものを「けいれん重積」といいますが,30分では長すぎるため,最近では10分以上を指す場合もあります。

けいれん重積を起こすと,神経が損傷し重篤な脳障害につながるだけでなく,死に至ることもあります。この場合,抗けいれん薬の投与など,速やかに脳の異常な神経活動を止める治療が必要です。目の前で患者さんがけいれんを起こしたら,意識状態と呼吸状態をまず確認してください。

まず考えたい想定疾患

・脳幹部 (橋〜延髄) が直接損傷された疾患
   脳幹梗塞，脳幹部出血，脳腫瘍など
・脳幹部 (橋〜延髄) が間接的に損傷された疾患
   大脳領域の脳腫瘍，脳出血，脳腫瘍，くも膜下出血，脳炎，
   髄膜炎など

「けいれん」と「てんかん」と「失神」の違いは?

けいれんは症状，てんかんは疾患名なので，この2つは同一ではありません。てんかんでも間代発作等けいれんを起こしますが，それは，てんかんの症状の1つがけいれんということです。けいれんと違い，てんかんは脳の神経細胞が過剰に興奮して発作が起こったもので，繰り返すのが特徴です。
また，けいれんと紛らわしい症状に失神があります。けいれんは発作後もうろうとしていますが，失神はすぐに意識がもとに戻ります。失神は脳への血流が一時的に途絶えたために起こります。

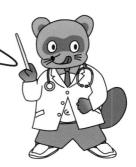

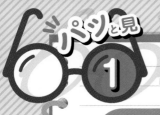

危険な徴候

胸 部

急変！ 呼吸停止・循環停止

トリアージ

赤▶ **黒**

 観察のポイント

　一般的に「急変！」といわれるのが，このトリアージ「赤→黒」の胸部です。胸部の重大事象は生命の危機に直結しますので，緊急に対応と処置を行うことが必要です。もちろん，循環と呼吸のことです。臨床現場では，急変の報告のときにモニターが装着されていると「心停止」，装着されていないときには「呼吸停止」と呼ばれることが多いです。循環も呼吸を予測できていたか否かで対応が分かれます。予測できていない場合は，習い覚えたBLS（basic life support，一次救命処置）の出番です（→p31 NOTE ）。

　そのときになって慌てないように，医療従事者の「医療用BLSアルゴリズム」の評価方法と手順を覚えていてください。すべての医療従事者はBLSの実践方法を修得しておかなければなりません。

　胸部で最も留意すべきは心停止と呼吸停止で，よく遭遇する病態です。

　そして胸部の疾患は直接的に生死にかかわりますので，胸部の異常だけでなく，全身の状態にも目を配ってください。

ここのポイントに気づいていますか？

● 主な疾患のうち痰づまりによる窒息状態を考えてみましょう

❶ 気道の開通は？

見て・聴いて・感じて，気道の開通を確認します。呼吸がみられないときは，用手的気道確保を行いましょう。

❷ 胸郭の動きは？

一見，上下に動いているように見えていても，窒息の場合はシーソー呼吸がみられ，有効な換気がなされていないことがあります。肺に気流が通っているかを確認します。

❹ 顔色は？

窒息のはじめは赤く怒責していますが，呼吸が停止するとチアノーゼがみられます。

❺ においは？

呼吸が停止すると循環不全を起こし，血圧が低下して肛門括約筋がゆるむため便臭がします。

❸ 脈拍は？

窒息のはじめは脈が速くなりますが，症状が進行すると循環不全を起こすため，触れないか微弱です。

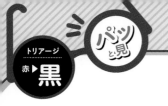
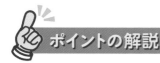

ポイントの解説

❶ 気道の開通（舌根沈下）

　呼吸のための空気の出入り道を確保することを気道確保といいます。

　意識レベルの低下やショック等が原因で，筋肉の塊である舌が緩んで沈下する（舌根沈下，**図1**）と，気道狭窄や気道閉塞を起こし，呼吸困難やチアノーゼ（後述），四肢の冷感等が生じます。そのため，空気が流れる呼吸音がしなかったり，いびき様の狭窄音が聴こえたら，一刻も早く気道を確保する必要があります（p25の図3参照）。気道確保の主な目的は，①気道の開通，②誤嚥の防止，③肺への十分な酸素供給，④呼吸補助を可能にするためです。

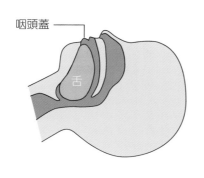

正常

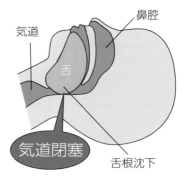

舌根沈下

図1　舌根沈下による気道閉塞

❷ 胸郭の動き

「胸郭の動きは見た目だけでわかります，何せ胸が上下しているのですから」って即断しないでください。気道の確保ができていないと，胸だけが動いていることがあります。これは「奇異呼吸（奇異性呼吸）」（→p109 NOTE ）や「シーソー呼吸」（**図2**）といって空気の出入りがない呼吸です。これでは，呼吸をしているうちには入りません。空気の出入りがあってはじめて呼吸の第一歩といえるのです。胸郭の動きを見て，呼吸音を聴いて，呼気の気流を感じてください。「見て・聴いて・感じて」が大切です。

また，呼吸音に左右差がある場合は，気胸が起こっていたり，胸水が片側に有意に溜まっていることなどが予想されます。中心静脈ルート確保のための手技の後の場合は気胸の可能性を疑ってください。

胸部を考えるときの大切なポイントは，患者さんが楽そうに息をしているかどうかです。このことを忘れないでください。

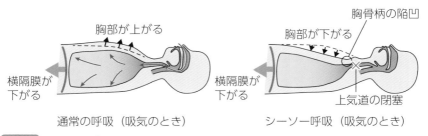

通常の呼吸（吸気のとき）　　　シーソー呼吸（吸気のとき）

胸部が上がる　横隔膜が下がる　胸部が下がる　横隔膜が下がる　胸骨柄の陥凹　上気道の閉塞

図2　シーソー呼吸

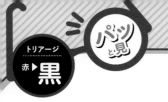
❸ 脈拍

　総頸動脈を触れてください。鉄則です。しかしショック状態の場合，触れにくい，あるいは全く触れないこともありますので，脈の計測にこだわりすぎてしまうと，応援要請や初期対応が後手に回ってしまいます。本書の「パッと見」では迅速に対応することを目的としています。BLSで言われているように，10秒以内で判断してください。脈が触れることは非常に重要な情報を私たちに与えてくれますが，脈がないこともありうるのです。さらに，微弱な脈拍を把握するためには，強く押さえるとわからなくなることがあります。できるだけ優しく，しっかり触れるようにしてください。コツは，複数の指で触れることです。複数の指で触れることで，血管の緊張具合や脈拍のリズム感（**図3**）など，さまざまな情報を与えてくれます。

❹ 顔色

　このトリアージ「赤→黒」はショック状態ですから，患者さんの顔色は不良です。顔面蒼白，チアノーゼ（青紫色，**図4**），うっ血による赤黒い顔などです。顔色が通常でないことに気づくことが大切です。赤黒い顔色は，舌根沈下や誤嚥，異物による窒息の場合などで起こります。顔面蒼白，チアノーゼの原因もさまざまですから，先入観で見ないことがまず大切です。

　皮膚での血流障害には大きく分けて3通りあります。①動脈の収縮による血流障害（血流減少），②静脈の収縮による血流障害（血流過多），③リンパ液のうっ滞です。このうち，リンパ液のうっ滞は急性期にはあまりみられません。皮膚は動脈が流れなくなると徐々に蒼白になってい

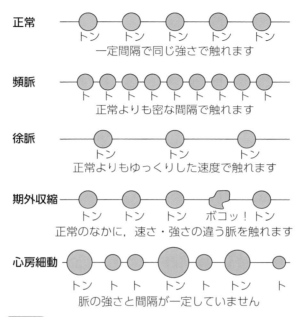

正常 ——○——○——○——○——○——
トン トン トン トン トン
一定間隔で同じ強さで触れます

頻脈 ——○○○○○○○○○——
ト ト ト ト ト ト ト ト ト
正常よりも密な間隔で触れます

徐脈 ——○———○———○——
トン トン トン
正常よりもゆっくりした速度で触れます

期外収縮 ——○——○——○——⬡○——
トン トン トン ボコッ！トン
正常のなかに，速さ・強さの違う脈を触れます

心房細動 ——○-○-○—○——○-○—○———○—
トン ト ト トン ト トン ト
脈の強さと間隔が一定していません

図3 脈拍の触れ方

正常　　　　　　チアノーゼの状態

図4 チアノーゼ
血液中の酸素不足が原因で，皮膚や粘膜が青紫色に変化した状態。全身にみられる場合もあります

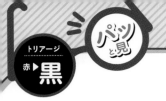

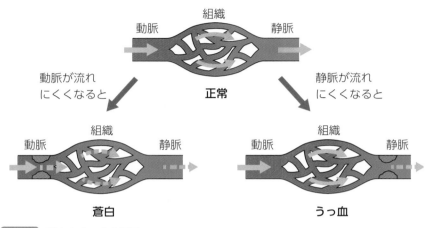

図5 蒼白とうっ血の原因
動脈の流れが悪くなると組織に血液が流れず，徐々に組織は血液不足に陥り蒼白になっていきます。一方，静脈に血流障害があると徐々に組織への血液供給が過剰となり，組織は過剰な血液で満たされます。この状態をうっ血といいます

きますし，静脈が流れなくなるとうっ血してきて赤黒くなります（**図5**）。（ちなみに，リンパ液がうっ滞すると，顔がむくんではれぼったくなります。これを浮腫といいます。）

　よく「ひとの顔色を見る」と言いますが，「パッと見」の目では，患者さんの顔色は一目瞭然に見える場所です。ちょっと意識するだけで，気づく習慣をつけましょう。日頃から意識する習慣をつけておくと，時間を要さず，すぐに気づけるようになります。

⑤ におい

　え？　急変時に「におい？」と驚かれるかもしれません。しかし，五感を大切にする「パッと見」の視点からいえば，気づいてほしいところです。では，何か急変時特有のにおいがあるのか，というと，そんなでも

ありません，としか言えません。ただ，しばしば経験するのですが，肛門が開いてしまい脱糞していることがあります。これは血圧が急激に下がってしまったために，肛門括約筋の緊張が弱くなり起こる現象です。知っているといないでは違いますよ。

 まず考えたい想定疾患

　トリアージ「赤→黒」で想定する疾患を日頃から頭の体操として思い浮かべましょう。思い浮かべることにより，見落としにくくなります。

呼吸器：痰詰まりや異物による窒息

　　　　肺がんや肺炎の悪化，慢性閉塞性肺疾患（COPD）の悪化など

循環器：急性心筋梗塞，急性肺梗塞などの血管閉塞

　　　　心静止，心室細動，心室粗動，無脈性電気活動（PEA）などの致死性不整脈

　　　　胸部大動脈瘤破裂，解離性大動脈瘤破裂等の大動脈疾患，肺動脈根部塞栓，肺動脈塞栓症（特に根部の塞栓）など

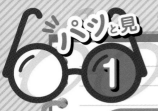

① 危険な徴候

腹部

強い腹痛，急な腹部膨満

トリアージ

赤 ▶ **黒**

観察のポイント

　ここトリアージ「赤→黒」で注意すべき腹部の徴候は，①重度の痛み，②ショックの徴候（p104の表1参照），③腹膜炎の徴候（強い痛みが持続し，身体をエビのように折り曲げる）などです。

　腹部には肝胆膵を含む消化器をはじめ重要臓器や太い血管が多く，ショックに陥る危険性があります。したがって速やかに原因を把握し，迅速に行動しなければなりません。つまり，ショックに進展させない対応が求められます。そのためには，重症感を評価できることが大切です。頻呼吸や血圧低下，意識障害がみられたらショックを疑ってください。

　腹痛の主訴があれば，痛む部位や腹痛の特徴を聴取することで，疾患名や緊急度を想定しやすくなります。気道とバイタルサイン，全身状態を見て，腹膜刺激症状の有無，吐血・下血の有無をチェックします。どうしても臓器中心に原因を考えがちですが，脱水症や糖尿病でも腹痛は起こります。なかでも見落としてはいけないのが，心筋梗塞です。強い腹痛と腹部膨満が急激に起こった場合は，ほとんどが重篤な疾患のサインと考えてください。嘔吐を伴っていたら，間違いなくトリアージ「赤→黒」の緊急レベルです。

ここのポイントに気づいていますか？

● 主な疾患のうち腸閉塞を考えてみましょう

❶ 悪心・嘔吐は？

腸閉塞の典型的症状です。閉塞した腸の部位で程度が異なり，上部ほど悪心は強くなります。また，嘔吐物は，閉塞部位が下になるにつれ胃液，胆汁，食物残渣，便汁と変化していきます。

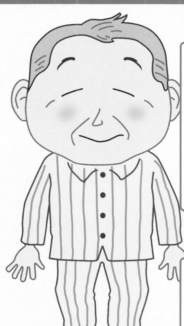

❷ 腹部膨満は？

腸管が閉塞すると，大量に分泌される消化液が再吸収されずに貯留してしまい，腸が膨れてきます。そのため，排便や排ガスが停止し，腹部が張る（腹部膨満）などの症状が出ます。

❸ 腹痛・腹壁は？

腸管内の圧力が高まるため，腹部全体（もしくは臍周囲と感じる）に強い疝痛がみられます。人によっては悶絶するほどの痛みです。腸管の壊死が進行すると，反跳痛や筋性防御などの腹膜刺激症状が現れます。

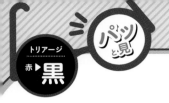

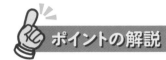

ポイントの解説

❶ 悪心・嘔吐

　ここトリアージ「赤→黒」の腹部で最も注意すべきは急性腹症です。急性腹症とは，急激に激しい腹痛を伴うさまざまな疾患の総称で，緊急手術を含む迅速な対応を必要とします。

　急性腹症の原因としては，放散痛として現れる胸部の疾患や，尿毒症，自己免疫疾患なども含まれます。しかし原因としてまず考えられるのが消化器系の疾患です。急性腹症となりうる主な疾患を**表1**にまとめましたので参照してください。

　急性腹症はその原因にもよりますが，多くが発熱や嘔吐，下痢などの症状を伴います（**表2**）。重症の場合は敗血症を引き起こすこともあるため迅速な治療を必要としますが，そのなかでも緊急性が高く生命にかかわるのが「腸閉塞」（**図1**）です。腸閉塞は繰り返す嘔吐が特徴で，その吐物は閉塞した腸の部位によって異なります。例えば，小腸で腸閉塞が生じた場合の吐物は胃液と胃内容物になり，大腸で腸閉塞が生じた場合は小腸と胃の内容物になります。腸閉塞が長引くと胆汁が混じて吐物は緑色になり，やがて便臭のする茶色の吐物となります。嘔吐が長引くと脱水症状を起こし，ふらつきなどの症状が現れます。

　急性腹症の患者さんは激しい腹痛で大きな不安を抱えています。可能な限り患者さんのそばにいて不安を軽減しましょう。腹痛の種類によっては，**図2**に示したシムス位は痛みが楽になります。急性腹痛の患者さんは状態が急激に悪化することがありますので，観察は検査中も中

● 表1　急性腹症となりうる主な疾患

腹部疾患	胃・十二指腸潰瘍	腸閉塞
	急性胃腸炎	大腸憩室炎
	胃がん	尿管結石
	急性胆囊炎	急性骨盤腹膜炎
	膵炎	虫垂炎
	脾梗塞	汎発性腹膜炎
	胆石発作	ヘルニア嵌頓
	急性胆管炎	大腸がん穿孔
	胆石症	腸間膜動脈血栓症
	肝がん破裂	大動脈瘤破裂
	肝膿瘍・肝周囲炎	虚血性腸炎
	急性肝炎	腹部大動脈解離
胸部疾患	食道炎　心筋梗塞	
	食道破裂	
	狭心症	
全身性疾患	糖尿病性ケトアシドーシス	
	甲状腺機能亢進症	
	尿毒症	
その他	遺伝性血管性浮腫	
	ヘノッホ・シェーンライン紫斑病(IgA血管炎)　など	

断することなく継続してください。高齢者の急性腹症は死に至るリスクが高いです。そのため，高齢者の場合は，問診で必ず腹痛を引き起こす既往歴を確認してください。確認すべき既往は，①高血圧(腹部大動脈破裂の疑い)，②肝硬変(肝細胞がん破裂の疑い)，③糖尿病性ケトアシドーシス，④心房細動(上腸間膜動脈閉塞の疑い)，⑤人工透析，⑥腹部の手術や治療歴(絞扼性腸閉塞，胆管ステント留置による胆管炎などの疑い)などです。

　急性腹症の患者さんをみるポイントは次のとおりです。

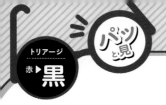
● 表2　急性腹症の基本的な診察

●外観，バイタルサインにより，緊急度・重症度を推定する
●腹部は，視診，聴診，打診，触診を行う。必要に応じて，黄疸・貧血の有無，胸部，腰背部，直腸泌尿生殖器領域の診察も追加する
① 　外観：第一印象（表情，顔色，呼吸状態，整容，立ち居振る舞いなど）は大事
・外観と痛みの程度に注意する。重篤に見える患者は，致死的な疾患である可能性がある
・高齢者では軽症に見えても重篤な疾患が隠れている場合がある
・体位：まったく動かない患者は腹膜炎の典型例。胆石発作や尿管結石では苦悶状で身をよじることが多い
・身体診察により，貧血の存在，末梢循環不全，呼吸状態もおおまかに把握できる

② 　バイタルサイン
・呼吸回数，血圧，脈拍数，意識レベル，体温を測定する
・発熱が重要な所見となりうるが，特に高齢者，衰弱者または免疫抑制状態の患者では，平熱でも重篤な疾患がありうる
・結膜では，黄染と貧血，皮膚では黄疸を検討する
②-1　呼吸回数
・腹膜炎，腸閉塞，腹腔内出血では呼吸回数が増加するが，一般に腹痛患者では，呼吸回数は正常の２倍以上にはならない
②-2　発熱
・発熱を伴う急性腹症患者は菌血症の可能性が高くなる
・65歳以上の腹痛患者では発熱の有無で手術の必要性を予見することはできず，体温は腹痛患者の診断や治療方針決定には役立たない

③ 　腹部の診察
・右手で診察する場合は，患者の右側に立ち腹部の診察を行うことが推奨されている。腹痛がどこからはじまって，移動していないか，確認することが大事である
・打診，触診は愛護的に行う
・静かな打診は急性腹膜炎を検出するのに役立つ

（『急性腹症診療ガイドライン2015』より）

閉塞部位の腸管壁にソーセージ様の浮腫を認め，腸管の絞扼が疑われます

ここに絞扼があり腸閉塞の原因となっています

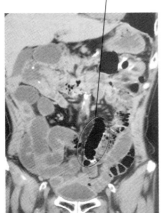

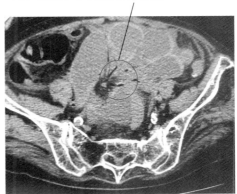

腸閉塞

絞扼箇所
（こうやく）

図1 腸閉塞の画像所見（CT画像）

側臥位よりもうつむきに近い

枕かクッションを当てる

図2 シムス位（半腹臥位）
左右どちらかの身体を下にして横向きになり，上側の足を軽く曲げて前に出した姿勢。
半腹臥位で，腹臥位と側臥位の中間の姿勢です

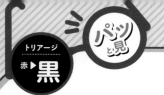
① 冷や汗，顔面蒼白，皮膚温が低い，頻脈，意識混濁→出血や穿孔を疑う

② 呼吸不全，血圧低下，意識障害→重症のサイン。ショックを引き起こしやすい

③ 痛む部位，痛みの種類（持続する激しい腹痛・徐々に痛くなる腹痛），腹部以外に痛む部位がないかをチェックする

④ 疼痛以外の症状をチェックする

⑤ 既往歴，直前の飲酒の有無，食事歴を問診する

⑥ 腹水，黄疸→ショックやDIC（disseminated intravascular coagulation：播種性血管内凝固症候群），急性腎不全となり重篤化する危険性あり

⑦ 皮下出血斑→重症急性膵炎の疑いあり

⑧ 腹部膨隆，筋性防御

⑨ 腹痛の出現状況：
突然の腹痛→消化管穿孔，血管疾患，胆石症，尿管結石など
　空腹時の上腹部痛→十二指腸潰瘍
　　食後の疼痛→胃潰瘍，膵炎，胆石症

　さて，ここでよく混同され，書籍等でも明確に区別されていない感のある腸閉塞とイレウスについて説明しておきます。腸閉塞とイレウスは別ものです。**表3**を参照してください。

❷ 腹部膨満

　腹部が張っていると感じる腹部膨満には，大きく分けて3つの原因があります（**表4**）。①腸内ガスの貯留，②腹水の貯留，③腹腔内臓器の腫大・腫瘤です。このうち，生命の危機に直結するのが③の「腹腔内臓器

● 表3 腸閉塞とイレウスの違い

	腸閉塞	イレウス
定義	腸管が何らかの原因で物理的に閉塞・狭窄した状態	腸そのものに異常はなく，腸管内容の通過が障害されて腸管の動きが鈍くなっている状態。腸管は閉塞していない
主な症状	腹部膨満感，腹痛，悪心・嘔吐，排便・排ガスの停止。腸蠕動運動は金属音を聴取	腹部膨満感，悪心・嘔吐，腸雑音の低下もしくは消失。腸蠕動音は減弱。腹痛はない場合もあり
分類	①閉塞性（単純性）腸閉塞 腸管内腔が結石や腫瘍，腸管癒着等により閉塞された状態。血行障害なし 小腸が腹壁と癒着　小腸同士が癒着　腫瘍　←口側　肛門側→ ・腸管壁の器質的閉塞：腫瘍，瘢痕狭窄，先天性腸閉塞症など ・異物（結石や誤嚥した異物，寄生虫など） ・圧迫・捻れ：腹膜癒着，腹腔内腫瘍など ②絞扼性（複雑性）腸閉塞 腸管が締めつけられて閉塞した状態。激しい腹痛が出現し緊急手術を要する。腹部の膨満は目立たず，腸管全体が麻痺する。圧痛を認め，腹膜刺激症状を伴う。血行障害あり 拡張　索状物による絞扼　腸捻転 ヘルニア嚢　腸重積　ヘルニア嵌頓 ・索状物による腸管の絞扼：癒着，先天性 ・捻転症 ・結節形成 ・腸重積 ・ヘルニア嵌頓　など	①麻痺性イレウス 腹膜炎や腹腔内出血が原因で腸管の蠕動運動が低下した状態。軽度の腹痛あり ・腹膜炎 ・開復手術後 ・血液中の電解質異常 ・脊髄損傷 ・中毒症　など ②痙攣性イレウス 鉛中毒やヒステリー等で一部の腸管の蠕動運動が亢進した状態 ・薬物中毒 ・ヒステリー ・腹部外傷（腸管損傷） ・胆石症 ・慢性便秘症　など

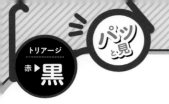

● 表4　腹部膨満の原因

	原因	疑われる主な疾患
腸内ガスの貯留	腸管内の通過障害や炎症が原因。通過障害が原因で肛門から体外へ排泄できなかったり、炎症が原因で腸管から吸収され呼気(呼吸)として排泄できなくなり、腸内にガスが貯留する	腸閉塞、腸管浮腫、イレウス、腹膜炎、過敏性大腸炎、巨大結腸症など
腹水の貯留	・血液中のアルブミンが低下して血管外に漏れ出た水分を血管内に戻せなくなり、腹水が貯留する(肝硬変など) ・血管から血液成分や水分がしみでたため腹水が貯留する(悪性腫瘍、炎症性疾患など)	胃潰瘍、甲状腺機能低下症、潰瘍性大腸炎、悪性腫瘍、心不全、肝硬変、腎疾患、門脈圧亢進症、がん性腹膜炎、ネフローゼ症候群など
腹腔内臓器の腫大・腫瘤	腹腔内臓器の腫大が原因のときには、腹部膨満の自覚症状はない	腹部大動脈瘤、肝臓・脾臓の腫大、ヘルニア、尿閉など

　の腫大・腫瘤」で、代表的な原因は腹部大動脈瘤です。特定の部位がこぶ状に膨らむ腹部大動脈瘤は、破裂する危険があるので要注意です。大動脈瘤が破裂すると、破裂による内出血が重度の場合には、腹部と背部に激痛が走り、急速にショック状態になります。

　腹部膨満のアセスメントを**表5**に示しましたので参照してください。

❸ 腹痛・腹壁

　腹腔内に急性炎症が起こっていると、腹部触診時に、触診ができないほど腹壁がカチカチに硬くなっていることがあります。これは筋性防御（きんせいぼうぎょ）といって、腹部触診時に腹筋が緊張し、抵抗が起こった身体所見です。筋性防御は予後不良に陥りつつあるサインですから、至急バイタルをと

● **表5 腹部膨満のアセスメント**

視診	①腹部全体(鼓腸・腹水)か局所(腫瘤)かの確認
	②腹壁静脈怒張の有無
	③手術瘢痕の有無
	④腹水の有無
	⑤貧血や黄疸，浮腫，頸動脈怒張，手掌紅斑，くも状血管腫の有無，眼球の観察
	⑥呼吸困難感の有無
	⑦排便の回数と性状，排ガスの有無
	⑧食欲の有無
	⑨悪心・嘔吐の有無
聴診	腸蠕動音の状態(亢進，減弱，消失)と胸部所見
打診	鼓音，濁音の確認(ガス貯留か腹水貯留か)
触診	筋性防御，圧痛，腫瘤，リンパ節腫大，下腿浮腫，甲状腺触知等の有無

る必要があります。炎症部位は，筋強直が起こる範囲によって判断することができます。緊急手術を要する疾患である腹膜炎等を疑う場合は，①筋性防御，②腹壁圧痛，③筋強直，④持続痛の有無を確認します。

　ここトリアージ「赤→黒」の腹部では，心肺停止にならないように，緊急性の高い疾患を覚えていることが大切です。

　腹部に硬さや膨隆がみられたら，腹壁の筋性防御と，膨隆が進行していないかを必ず観察してください。

　意識消失を伴うほどの腹部の疾患では，直前に何らかの異常が起こります。それをキャッチできるよう，日頃から患者さんをよく見て，その人が訴える症状などをよく把握しておくことが大切です。

　そして，他項でも説明していますが，高齢者は疼痛閾値が高いため，腹痛を弱く感じる傾向があるので注意しましょう。疼痛閾値とは，痛みに対する身体の感じ方で，閾値が高いということは，痛みを感じにくい

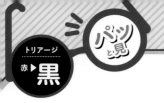

ということです。「高齢者の場合は疼痛閾値が高く，痛みを自覚していないことが多いので重症度を考えるうえで考慮する必要がある」と覚えていてください。

　最後に，腹部の部位別疾患をトリアージごとに色分けして**図3**に示しましたので，参考にしてください。

まず考えたい想定疾患 は図3を参照してください。

「急性腹症診療ガイドライン」に記載されている
下記の超緊急疾患は覚えておきましょう。
・急性心筋梗塞
・腹部大動脈瘤破裂
・急性大動脈解離
・肺動脈根部塞栓

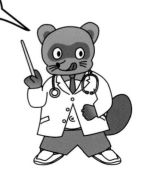

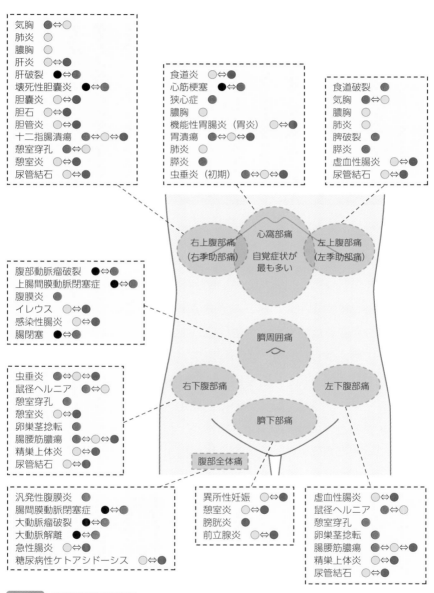

図3 腹部の部位別疾患

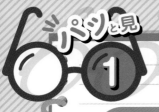

危険な徴候

四 肢

下肢血流途絶から
患肢切断に至る状態

トリアージ

赤 ▶ 黒

👆 観察のポイント

　ここトリアージ「赤→黒」のレベルの四肢で緊急を要する病態に，血行障害があります。なかでも動脈硬化症が進行して発症する末梢閉塞性動脈疾患に注意してください。長いので，末梢動脈疾患（peripheral arterial disease：PAD）とまずは覚えましょう。PAD患者の死亡率は，合併症を併発するため悪性腫瘍より高いといわれています。初期の段階では足元に冷えやしびれを感じる程度ですが，病状が進行すると疼痛とともに間欠性跛行が現れ，重度になると潰瘍（ただれ）ができ，壊死する場合もあります。壊死すると切断に至りますが予後は不良です。

　四肢を見るときのポイントは，冷感やしびれ，疼痛の有無，皮膚の色調不良の有無，潰瘍・壊死の有無，感染徴候，歩行障害，体温，脈拍などです。PADの患者さんでは下肢の状態の観察に加え，動脈が閉塞して虚血性心疾患等を合併していないか，胸痛や息切れなどの症状が起こっていないかに注意します。合併症を発するリスクは非常に高いです。高齢者は血管が脆弱で，代謝を維持するはたらきの結合織（結合組織）が蜜ではないため，容易に血腫を形成しやすいということも覚えておきましょう。

ここのポイントに気づいていますか？

● 主な疾患のうち動脈硬化性LEADの急性増悪を考えてみましょう

❶ 四肢は？

皮膚色調の変化（チアノーゼ）と左右差，自覚症状（しびれ，冷感，疼痛の有無，熱感など），間欠性跛行の有無と程度，潰瘍・壊死の有無，感染徴候などをみます。

❷ 危険因子は？

高齢，男性，糖尿病，喫煙，高血圧，脂質異常症などです。特に糖尿病の人は，糖尿病ではない人に比べて約7倍の頻度で下肢切断に至ります。既往歴のチェックが重要です。

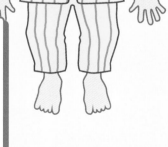

❸ 脈拍は？

足背動脈や後脛骨動脈などで拍動を触れることができるか触診します。脈が弱い場合は血行障害を疑います。重症ほど弱く，足で測定した血圧も下がります。

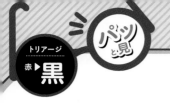
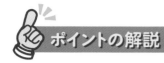

ポイントの解説

　ポイントの解説をする前に，血栓症について説明します。速い血流の動脈に血栓ができることを「動脈血栓症」，遅い血流の静脈に血栓ができることを「静脈血栓症」といいます。

　動脈血栓症は動脈硬化性疾患（高血圧や糖尿病，脂質異常症など）が原因で発症しやすく，静脈血栓症は長時間座位などで血液の流れが滞ったときに血栓ができてしまう疾患です。この2つの血栓症の特徴をしっかり理解しましょう。ここでは動脈と静脈でそれぞれ代表的な動脈硬化性LEAD（lower extremity artery disease）と深部静脈血栓症（deep vein thrombosis：DVT）について説明します。

① 四肢

　加齢や糖尿病等が原因で手や足の血管に動脈硬化が起こり，血管が細くなったり詰まったりすると，血液が十分に流れないため，PADになります。PADのなかで最も代表的な疾患が動脈硬化性LEADです。初期～中期では，歩くと足が痛くなり休むとよくなるという症状の「間欠性跛行」を伴います。足の色も悪くなっています。

　PADの患者さんは，PADだけではなく高い頻度で脳血管障害や虚血性心疾患といった合併症を伴うため（**図1**），予後は非常に悪く，その多くは，虚血肢となります。下肢虚血の治療方針は重症度により異なるため，「Fontaine分類」「Rutherford分類」「WIFI分類」を用いて，重症度や予後を評価できることが大切です（**表1～3，図2**）。

　PADのなかで最も重症な病態が重症下肢虚血（critical limb

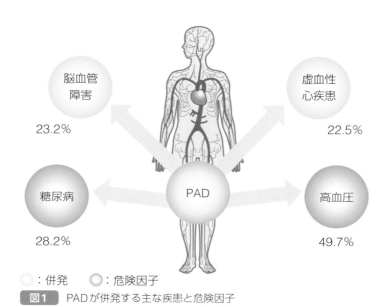

脳血管
障害

23.2%

虚血性
心疾患

22.5%

糖尿病

28.2%

PAD

高血圧

49.7%

○：併発 ○：危険因子

図1 PADが併発する主な疾患と危険因子
重松宏，他：日本の現状と診断基準. Ther Res, 13（10）：4099-4109,
1992. を参考に作成

ischemia：CLI）です。CLIの患者さんは 褥 瘡をつくりやすいため，ポ
ジショニングや除圧ケアが必要です。足部の創傷ケアだけでなく，全身
的な皮膚損傷の予防と再発防止に努めてください。

　PADの確定診断には，ABI（ankle brachial index，足関節上腕血圧
比）検査をまず最初に行います。治療の基本は薬物療法です。動脈血栓
症と静脈血栓症では生成される血栓が異なることから，それぞれ異なる
治療薬を用います。このとき，抗凝固薬を服薬中の患者さんには注意し
なければなりません。

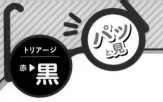

● 表1　下肢虚血の重症度と予後を予測するスケール

Fontaine（フォンテイン）分類	Rutherford（ラザフォード）分類	WIFI（ワイファイ）分類
下肢虚血の重症度を評価するためのスケール。主にPADと動脈硬化性LEADで用いる。痛みやしびれといった臨床症状から，動脈硬化が原因で起こった下肢動脈の狭窄や閉塞の状態，虚血の重症度を評価する	Fontaine分類と同様，下肢虚血の重症度を評価するためのスケール。Fontaineスケールよりも客観的な評価ができ，急性下肢虚血の治療方針を決める大きな目安となる（表2）	動脈硬化性LEADなどの予後を予測するためのスケール
Ⅰ〜Ⅳの4段階で重症度を評価（表3）。下肢虚血の進展過程に応じた分類で，Ⅲ〜Ⅳ度を重症虚血下肢とする	0〜Ⅲのグレード（重症度）と0〜6のカテゴリー（群）に分類して重症度を評価（表2）。分類（群）4〜6はCLIとなる	組織欠損（W：wound）と虚血（I：ischemia）と足部感染（FI：foot infection）の3項目で評価（図2）。3項目のグレードが高くなるほど下肢切断や血行再建を要する可能性が高くなる

● 表2　Fontaine分類とRutherford分類の比較

Fontaine分類		Rutherford分類		
重症度	臨床所見	重症度	群	臨床所見
Ⅰ	無症状，冷感，しびれ	0	0	無症状
Ⅱa	間欠性跛行（軽度）	Ⅰ	1	間欠性跛行（軽度）
Ⅱb	間欠性跛行（中等度〜重度）	Ⅰ	2	間欠性跛行（中等度）
		Ⅰ	3	間欠性跛行（重度）
Ⅲ	安静時疼痛	Ⅱ	4	安静時疼痛
Ⅳ	潰瘍や壊疽	Ⅲ	5	限局性組織欠損
		Ⅲ	6	広範囲組織欠損

● 表3　Fontaine分類

I度	無症状, 冷感, しびれ	足先がしびれたり, 冷たく感じる
II度	間欠性跛行 （IIa：軽度, IIb：中等度～重度）	歩くと下肢痛が生じるが, 休息すると症状が消失する
III度	安静時疼痛	夜間など, 足が激しく痛む
IV度	潰瘍や壊死	潰瘍：皮膚の表面が炎症を起こしてくずれ, その結果できた傷がえぐれている状態 壊死：皮膚や皮膚組織が死滅して暗褐色や黒色に変色している状態 潰瘍　　　　壊死

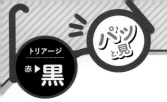
感染 （FI：foot infection）

- grade 0　感染の徴候なし
- grade 1　局所感染（創縁から2cm以内にとどまる感染）
- grade 2　局所感染（創縁から2cmを超える感染）
- grade 3　全身感染（SIRS）

虚血 （I：ischemia）

	ABI	TcPO₂ (mmHg)	SPP (mmHg)
grade 0	≧0.80	≧60	≧50
grade 1	0.60〜0.79	40〜59	40〜49
grade 2	0.40〜0.59	30〜39	30〜39
grade 3	≦0.39	<30	<30

組織欠損 （W：wound）

- grade 0　安静時疼痛のみ。潰瘍・壊死なし
- grade 1　浅い潰瘍。壊死はなし
- grade 2　深い潰瘍。趾に限局する壊死
- grade 3　広範囲の深い潰瘍または壊死

TcPO₂：transcutaneous oxygen tension，経皮酸素分圧
SPP：skin perfusion pressure，皮膚灌流圧

図2　WIFI分類
　　上記3項目（3つの円）を組み合わせることで治療の方針を決めます

❷ 危険因子

　動脈閉塞の危険因子については本項の2頁目（p63）で記載しましたので，ここでは静脈に血栓ができたDVTについて説明しましょう。

　DVTは足から心臓へと血液を戻す下腿静脈に血栓ができて血管が詰まってしまう疾患です。身体表面にある静脈ではなく，膝の中心を走行している深部静脈に血塊ができるため，心臓へと血液を戻している間に肺で血管が詰まってしまうわけです。これが肺塞栓症を引き起こします。肺塞栓症の第1の原因がこのDVTといわれており，非常に危険な疾患です。

　DVTの危険因子としては，長時間の座位によるロングフライト症候群，脱水，長期臥床，下肢の骨折術後の合併症などがあげられます。予防が大事な疾患です。

ところで血栓を考えるときに覚えていただきたいのが「Virchow（ウィルヒョウ）の三徴」です。ドイツの病理学者Virchowが血栓の形成に重要な3要因として提唱したもので，①血流のうっ滞，②血管壁の損傷，③血液凝固機能の亢進をあげています。このうち，危険因子の例でもあげたように，①の血流のうっ滞がDVTの発症には大きく関与しています。

　骨折は高齢者に多いのですが，骨折すると下肢を動かすことができないため，血流がうっ滞しやすくなります。肺塞栓症を引き起こし致死的状況にならないためにも，疼痛コントロールをはかりながら早期離床とリハビリを促していきましょう。

③ 脈拍

　下肢の血管が詰まっていれば，脈拍は，足背動脈や後脛骨動脈（図3）で測ってください。計測して脈の拍動に左右差があればPADの可能性があります。触知していきましょう。

　足背動脈で拍動を感じないときは，足背動脈よりも上部にある「足の甲」の部位で血流障害（PADや動脈硬化性LEAD）が起こっていると考えます。

　なお，DVTの場合は，動脈ではなくて静脈ですから，その場合は足背動脈を触れるのではなく，静脈エコーやDダイマー（血液検査）等で評価します。もともと深部にある静脈ですから，触知は困難なのです。

　上腕と足首の血圧を測定し，その差をみて血管が詰まりはじめているかどうかをみるのが，前述したABI検査です。確定診断には下肢X線検査や動脈MRA検査を行いますが，その前に行うのがABI検査で，四肢を同時に測定します。

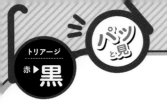

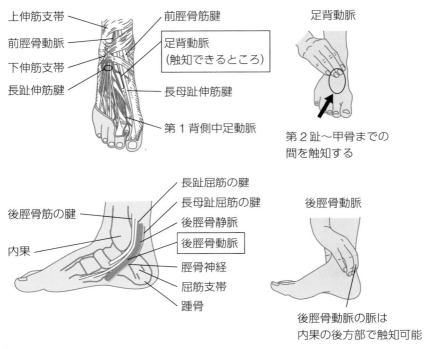

図3 下肢動脈の拍動位置

ABI＝足首最高血圧÷上腕最高血圧

基準値：0.9 〜 1.25

　測定値は足の血圧のほうが上腕よりも高くなるのが正常です。この検査で足の血圧が0.9以下ならば主幹動脈の狭窄や閉塞を，1.40以上ならば動脈の高度石灰化(動脈硬化)を疑います。

　足動脈の重症度分類は**表1 〜 3**のFontaine分類を参照してください。

　血栓症は重篤になると，四肢のみならず生命予後も不良となる疾患です。

まず考えたい想定疾患

急性下肢動脈閉塞症，下肢動脈血栓症

炎症に伴うバージャー病（閉塞性血栓血管炎，TAO）

血管内皮の動脈硬化による動脈硬化性 LEAD

深部静脈血栓症による全身塞栓症

末梢側の壊死を伴うコンパートメント症候群

骨盤骨折　など

フットケアの注意点

下肢切断のほとんどは足潰瘍が原因です。
糖尿病性足潰瘍も重症化すると下肢切断になります。
足潰瘍を発症させないためには，予防的フットケアが重要です。
発熱，発赤，熱感，腫瘍，創傷，疼痛があるときのフットケアは注意してください。

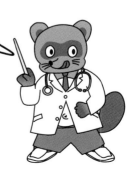

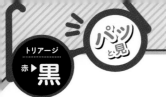

 NOTE ## 抗血栓薬（抗血小板薬と抗凝固薬）の薬理学：2種類の薬剤の違いについて

　　血液をサラサラにする薬剤である「抗血栓薬」には抗血小板薬と抗凝固薬の2種類があります（**表**）。

　　高血圧や脂質異常症，糖尿病などで動脈硬化が進行すると，動脈に血栓ができやすくなります。動脈の血栓には血液を固める血小板が主に関与しているので，この血小板のはたらきを抑えて血栓ができるのを予防するのが「抗血小板薬」です。

　　一方，静脈の血栓には血液を固めるさまざまな凝固因子（フィブリンなど）が主に関与しています。心不全や不整脈で血液の流れが悪くなると滞った血液が固まりやすくなるので，この凝固因子のはたらきを抑え，血液が凝固しないように用いるのが「抗凝固薬」です。

　　・動脈の血栓には⇒血小板が主に関与しているため「抗血小板薬」を用いる
　　・静脈の血栓には⇒凝固因子が主に関与しているため「抗凝固薬」を用いる
と覚えましょう。

　　もう1つ覚え方があります。それは
　　・白色血栓（はくしょくけっせん）には⇒抗血小板薬を用いる
　　・赤色血栓（せきしょく）には⇒抗凝固薬を用いる
です。血小板は白色をしているから白色血栓（動脈血栓），赤血球は赤色だから赤色血栓（静脈血栓），と称されます。動脈硬化に伴う血栓は肉眼的に白っぽく見えるので白色血栓というわけですね。

表　抗血小板薬と抗凝固薬の違い

血栓症の分類	生成される血栓	治療薬	治療薬の目的	対象疾患
動脈血栓症	血小板 （血流の速い血管で生成されやすい血栓）	抗血小板薬	動脈血栓の予防	心筋梗塞，脳梗塞，閉塞性動脈硬化症など
静脈血栓症	フィブリン （血流の遅い血管で生成されやすい血栓）	抗凝固薬	静脈血栓の予防	深部静脈血栓症（ロングフライト血栓症），肺塞栓，心原性脳梗塞など

梗塞・血栓・塞栓の違いはわかりますか?

いずれも詮(キャップ),塞がって通じないことを意味しますが,梗塞(症)は,血栓や塞栓が原因で起こります。

・梗塞：血液供給の途絶(終動脈の閉塞)によって
　　　　生じる臓器もしくは臓器の一部の死(限局
　　　　性壊死)
　　　　疾患の例：心筋梗塞,脳梗塞,深部静脈性
　　　　血栓症,肺塞栓症など
・血栓：血管の中で血液が凝固したもの(その場で
　　　　血管が詰まること)
　　　　血栓の3条件：血管内皮細胞の傷害・血
　　　　流の変化・血液成分の変化
・塞栓：心臓内や大動脈内など遠方にできた塞栓子
　　　　(血液の塊や異物)が血流にのって運ばれ
　　　　てきて血管(末梢静脈)を塞いでしまうこと
　　　　塞栓子の例：剥離した血栓,腫瘍細胞,組
　　　　織片,細菌塊,脂肪滴,空気など

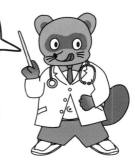

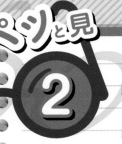

目を届かせる べき徴候

病態生理

30分以内に処置をはじめなければ
生命の危機もしくは四肢を失う
可能性のある状態

トリアージ

赤

　ここトリアージ「赤」は，心不全・呼吸不全・腎不全など，○○不全といわれる病態が該当します。「不全」とは，機能が完全ではないこと，正常に機能できないことを意味します。ではなぜ，正常に機能できないのか。それは細胞の一部が死滅しはじめているためです。

　私たちの身体は，心臓・肺などさまざまな臓器が密接に機能を分担しているため，1つの臓器の不全状態は，身体全体の機能の低下をもたらし，場合によっては生命を維持することができなくなります。

　臓器にダメージを与える○○不全の原因は，大きく分けて2つです。1つは血流障害による重要臓器の機能低下，2つめは免疫の過剰反応による臓器障害です。ほかにも原因はあげられますが，本項ではこの2つについてみていきます。

●血流障害による重要臓器の機能低下

まずは，血流についてです。

例えば心室細動等が原因で心臓がけいれんしてしまい（心停止），全身に血流が送り出されなくなると，脳細胞は約10秒で酸欠になり，約3〜5分で脳障害が起こります。これが「蘇生後脳症（低酸素脳症）」です。脳への酸素供給が途絶えると，自己心拍が再開しても（蘇生後），脳障害が起こるということですね。そして約7割がこの蘇生後脳症で命を落とすといわれています。したがって心肺停止の患者さんを目撃したら即座に胸骨圧迫（心臓マッサージ）を行うのは，胸骨を圧迫して脳に血流（酸素）を送ることで，脳の低酸素状態を防ぐことができるからです。他の臓器細胞は，酸素が不足しても，脂肪を分解したりしてエネルギーを蓄えるため，短時間で機能が停止することはありません。

　臓器のなかで最も酸素消費量が多いこの「脳」は，重量わずか約1400gであるにもかかわらず，酸素消費量は全体の約25％にも及びます。身体のメカニズムでは，脳への酸素供給不足は生命にかかわるため，めったなことでは止まらせない仕組みになっているのです。

　ここで，私たちの身体のなかでは，各臓器（器官）への「血液の配分率」がどうなっているのかをみてみましょう（**表1**）。肝臓や皮膚など，各臓器（器官）によって，必要とする血液量が異なっているのがわかりますね。つまり血液の配分は一定ではありません。そして配分は運動や食事で変化します。例えば激しい運動をしているときは皮膚や骨格筋への配分量が約80％と増加し，逆に腎臓などへは約2〜4％と減少しますが，ここトリアージ「赤」ではその詳細は割愛します。ここでは，各臓器（器官）への血液の配分率はもともと個々異なっているということを覚えてください。

　次に，ここトリアージ「赤」の段階で覚えていただきたいことは，「虚血」です。虚血とは，各臓器や組織に必要量の血液が十分に供給されな

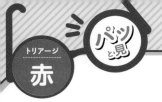

● 表1　各器官と安静時における血液配分の割合

器官		安静時の血液配分 （心拍出量 5L/min）
肺循環		100%
体循環	脳	13〜15%
	冠状血管	4〜5%
	肝臓・消化管	25〜30%
	腎臓	20〜25%
	骨格筋	15〜20%
	皮膚	3〜6%
	骨，生殖器， その他	10〜15%

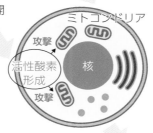

図1　虚血に伴う細胞障害
虚血によるダメージは細胞障害ですが，①虚血による直接的ダメージと，②血流再開後の活性酸素形成によるダメージの両方から起こることを覚えてください

い状態を指します。酸素不足と考えてください。その結果，低酸素・低栄養になり，エネルギーが産生されないため細胞は大きなダメージを受け，細胞死に至ります。血流が再び再開しても，今度は相対的に酸素過多となるため，細胞内に活性酸素が産生されます。するとこの活性酸素は細胞内のさまざまなたんぱく質のなかで，或る酵素（ASK1リン酸化酵素）を活性化させることで，あらゆる疾患の原因となる細胞死を誘導するのです。さらにこの活性酸素は，細胞内にあって私たちの細胞レベルでのエネルギーをつくってくれているミトコンドリアを破壊します。そのために，エネルギー産生ができずにやがて細胞は壊死し，組織は機能が低下し，それが積み重なって組織障害となります（**図1**）。虚血による症状は臓器によって異なりますが，典型例である心筋梗塞と脳虚血を

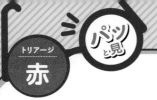

覚えておきましょう。

　ここトリアージ「赤」の段階で最も危惧すべき状態が多臓器不全（multiple organ failure：MOF）です。多臓器不全とは，冒頭で説明したいくつかの○○不全が合併したときに用いられます。例えば，肝不全と腎不全などです。身体にとって重要なはたらきをもつ臓器が複数も同時に障害されてしまい，生命維持に重大な障害を及ぼす状態がこの多臓器不全です。多くが集中治療を要します。

　多臓器不全は，重症感染症，悪性腫瘍，膵炎，低血圧，ショック，大量出血，心不全，大手術，外傷，低酸素血症，播種性血管内凝固症候群（disseminated intravascular coagulation：DIC）などが原因で起こりますが，頻度的には重症感染症が圧倒的に多いとされています。通常であれば炎症反応が体内で生じた場合，炎症反応の増強を抑えるためにある程度抑制がかかるシステムが私たちの身体には備わっているのですが，重要臓器の機能が著しく低下すると，身体のなかにさまざまな物質が放出されてしまうため，炎症を誘導したり，逆に抑えたりといった具合に体内でアンバランスが生じ，制御不能な状態に陥ってしまいます。その結果，今度は複数の臓器が機能障害を起こし，多臓器不全となるのです。症状はしたがって全身各所に，さまざまな形で現れます。例えば，肺が障害を受けた場合は呼吸不全，腎臓が障害を受けた場合は無尿や浮腫などです。腎臓の場合は老廃物等を体外に排出できなくなるため，意識障害に陥ることがあります。この多臓器不全では，各種臓器の機能を評価することが大切で，評価にはX線検査や胸部CT検査といった画像診断，血液検査，尿検査等を行います。

　そして，こうした臓器障害の指標として用いるのが「日本版敗血症診

● 表2　SOFAスコア

		0点	1点	2点	3点	4点
中枢神経	GCS	15	13〜14	10〜12	6〜9	<6
呼吸器	PaO₂/FIO₂ (mmHg)	≧400	<400	<300	<200+人工呼吸	<100+人工呼吸
循環器	平均動脈圧 (MAP) (mmHg)	≧70	<70			
循環器	循環作動薬 (μg/kg/min)			ドパミン<5 あるいは ドブタミン の併用	ドパミン5〜15 あるいは ノルアドレナリン≦0.1 あるいは アドレナリン≦0.1	ドパミン>15 あるいは ノルアドレナリン>0.1 あるいは アドレナリン>0.1
肝臓	ビリルビン (mg/dL)	<1.2	1.2〜1.9	2.0〜5.9	6.0〜11.9	≧12.0
腎臓	クレアチニン (mg/dL)	<1.2	1.2〜1.9	2.0〜3.4	3.5〜4.9	≧5.0
腎臓	尿量 (mL/day)				<500	<200
凝固能	血小板数 (×10³/μL)	≧150	<150	<100	<50	<20

GCS：Glasgow Coma Scale

療ガイドライン」にて推奨されているSOFA（sequential organ failure assessment）スコアです（**表2**）。これは6臓器（中枢神経・呼吸器・循環器・肝臓・腎臓・凝固能）について障害の程度を0〜4点の5段階で評価し，臓器ごとの点数および総和としての重症度を示したものです。主にICUで用いられ，2点以上の急上昇で敗血症（sepsis）と診断されます。このSOFAスコアをつけることは，多臓器障害の病勢を適切に把握することが経時的変化の指標となるため，非常に大切です。

　ところで，血液は血球と血漿の成分からできています（**表3**）。

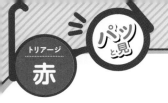
● 表3　血液の成分

	割合	名称	構造	色	はたらきなど	寿命	つくられる場所	壊れる場所
血球	約45%	赤血球	無核	赤色	酸素を肺から全身に運ぶ役割。全血球の約96％を占める血流の本体	100～120日	骨髄	脾臓肝臓リンパ組織
		白血球	有核	白色	細菌やウイルスなどの有害物を取り込んで食べる貪食作用をもつ。体内防御の役割	3～5日		
		血小板	無核	白色	血液凝固の役割。血管外に出るともろく、凝集しやすい	約10日		
血漿（プラズマ）	約55%	血液の液体成分		淡黄色	養分や二酸化炭素，不要物を運搬する役割。血管から染み出すと，組織液となる			

- 血球：白血球，赤血球，血小板といった細胞成分……血液全体の約45％
- 血漿（プラズマ）：血液の液体成分……血液全体の約55％

　血液はヒトの体重の約8％を占めており，成人の場合，個人差はあるものの約5L弱が血液とされています。通常はこの血球と血漿が最適な機能バランスを保っており，心臓から送り出された血液は全身を循環して，20～30秒で心臓に戻ってきますが，粘度などが高まり異常が生じると均衡がくずれ，流れを急速に悪化させて血流障害を起こし深刻な状態となります。

●免疫の過剰反応による臓器障害

　免疫とは，言葉どおり「疫から免れること」を指す言葉ですが，私た

● 表4　免疫とは

自然免疫 （非特異的免疫）	一次防御線 （生まれつきもっている免疫）	皮膚，粘膜，分泌物など：フェンスで外敵の侵入をくい止める その他：鼻水や発熱
	二次防御線 （一次防御を突破されたときにはたらく細胞）	好中球，マクロファージといった食細胞 NK（ナチュラルキラー）細胞
獲得免疫 （特異的免疫）	三次防御線 （病原細菌に感染することで抗原情報を記録）	T細胞，B細胞，マクロファージ

ちの身体には，細菌やウイルス等の攻撃や侵入を阻止する防御機構（自然免疫である非特異的免疫と獲得免疫である特異的免疫，**表4**）がもともと備わっています。このときに分泌される物質がサイトカインです。サイトカインは主にたんぱく質からできていて，免疫機能のバランスを保つはたらきを担っています。ところが，何らかの原因でこのサイトカインが暴走することがあります。これを「サイトカインストーム」と呼んでいます。サイトカインの稲妻という意味です（**図2**）。

　サイトカインという免疫物質が過剰に分泌されると，異物を攻撃するだけでなく，自分の身体の正常な細胞まで攻撃してしまいます。すると複数の臓器で炎症が起こり，多臓器不全につながっていくのです。

　図2は，ウイルスが肺の中に侵入したため，炎症性サイトカインが暴走し，重大疾患を引き起こした例の図式です。そのほか，このサイトカインストームになると，DAD（diffuse alveolar damage，びまん性肺胞障害）やARDS（acute respiratory distress syndrome，急性呼吸窮迫

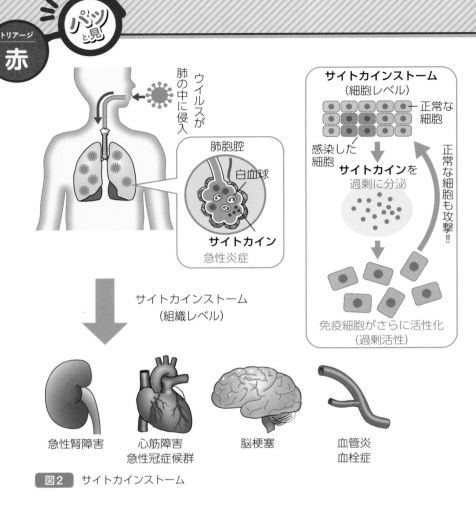

ウイルスが
肺の中に侵入

肺胞腔
白血球
サイトカイン
急性炎症

サイトカインストーム
（組織レベル）

サイトカインストーム
（細胞レベル）
正常な
細胞
感染した
細胞
サイトカインを
過剰に分泌
正常な細胞も攻撃‼
免疫細胞がさらに活性化
（過剰活性）

急性腎障害　心筋障害
急性冠症候群　脳梗塞　血管炎
血栓症

図2 サイトカインストーム

症候群），DIC（disseminated intravascular coagulation，播種性血管
内凝固症候群），ショックなどを引き起こします。

　ここトリアージ「赤」は，重大疾患〜生命の危機に至るレベルにある
と考えてください。

サイトカイン（cytokine）とは

　サイトカインとは細胞間の情報伝達を担っているたんぱく質で，主に免疫系細胞から分泌されています。1つの分子でそれぞれの標的細胞において多様な生理作用を示します。主に局所で作用することが多く，ホルモンとの明確な区別はありませんが，ここが異なるところです。

　サイトカイン同士は複雑なネットワークを形成しており，1つのサイトカインが別のサイトカインの産生を誘導したり，抑制したりします。この現象を「サイトカインカスケード」もしくは「サイトカインネットワーク」と呼び，炎症の応答などに関与しているといわれています。

　なお，サイトカインは現在十数種類発見されていますが，主に以下の2つに分けることができます。ヒトの身体はこの2つのサイトカインがバランスを保っていることが大切で，免疫のメカニズムが壊れると，自己免疫疾患等を引き起こします。

① 炎症性サイトカイン

　図2で示したように，炎症反応（ウイルスなどの異物の排除）を促進し，免疫反応を過剰に活性化させるはたらきをもつ。IL-1（interleukin-1）やIL-6，TNF-α（tumor necrosis factor-α，腫瘍壊死因子）など

② 抗炎症性サイトカイン

　炎症反応を抑制し，免疫反応が過剰にならないように免疫を抑えるはたらきをもつ。IL-10やTGF-β（transforming growth factor-β，形質転換増殖因子ベータ）など

　炎症性サイトカインのIL-1，IL-6，TNF-αが深く関与している代表的な疾患が関節リウマチです。炎症性サイトカインは破骨細胞を活性化させ，骨の吸収や破壊を進行させることが知られています。また，高齢者に慢性炎症が多いのは，加齢に伴う免疫系の老化が原因の1つですが，慢性炎症が起こるのは，リンパ球や貪食系細胞の機能低下が原因で病原体や死細胞（dead cells）の除去が不十分になり，炎症性サイトカインの分泌に異常が生じるためといわれています。

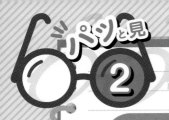

目を届かせるべき徴候

意識障害

刺激に対して反応はあるが，
開眼しない状態

トリアージ

赤

 観察のポイント

　ここで想定しているのは意識レベルJCS Ⅲ-100 〜 200の患者さんです（→p26 NOTE ）。心肺停止までは至っていませんが，生命の危機にさらされている状態なので，BLSによる「心肺蘇生を開始するタイミング」を見極めることが重要です。この「赤」の病態の原因は循環不全と考えます。

　循環不全でまず思い浮かぶのが血圧の低下です。血圧が低いと全身の血液の流れが滞ります。例えば，川の流れを想像してみてください。川の流れを血流と考え，高低差を血圧とみてください。山の斜面のように高低差のあるところでは川の流れは速く，平野部のように高低差のないところではゆっくり流れます。血管障害は長期的には動脈硬化など考えるべきことは多いのですが，急性期に限っていえば，急激な血圧低下は高低差がなくなって血流の速度が落ちます。また細胞レベルで血流低下をきたす場合は，末梢血管の収縮が原因と考えます。急な末梢血管の収縮は全身の臓器障害をきたしてしまいますが，臓器障害を起こしかけているのが，この「赤」のタイミングなのです。しかし，元の状態に戻るにはまだ十分に余力のある時期です。

ここのポイントに気づいていますか？

● 主な疾患のうち腹部大動脈瘤の切迫破裂を考えてみましょう

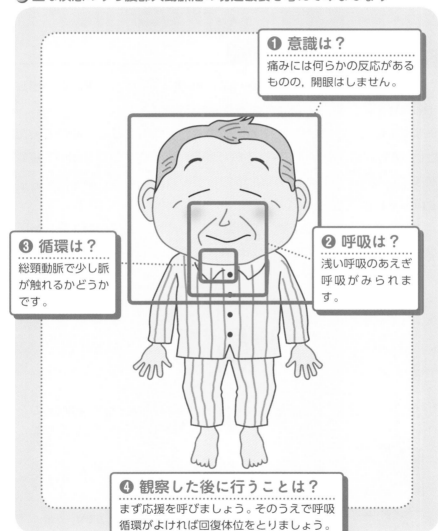

❶ 意識は？
痛みには何らかの反応があるものの，開眼はしません。

❸ 循環は？
総頸動脈で少し脈が触れるかどうかです。

❷ 呼吸は？
浅い呼吸のあえぎ呼吸がみられます。

❹ 観察した後に行うことは？
まず応援を呼びましょう。そのうえで呼吸循環がよければ回復体位をとりましょう。

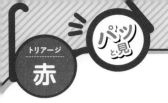

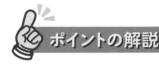

ポイントの解説

❶ 意識

　意識の確認にはBLSの方法（→ p31 NOTE 2 ）を用います。思い出しましょう。

　まず「大丈夫ですか？」と大声で呼びかけ，両肩を優しく叩いてください（**図1**）。ポイントは，片方の肩だけではなく必ず両肩を叩いて確認することです。脳卒中による片麻痺などの可能性もあるからです。必ず両肩を叩きましょう。

　これで反応がなければ痛覚刺激をしてください（p22の図1を参照）。なお，トリアージ「赤」のこのレベルでは，軽い痛覚刺激を加えてみても

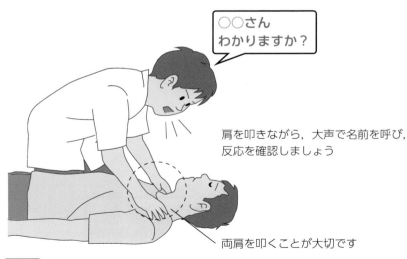

○○さん
わかりますか？

肩を叩きながら，大声で名前を呼び，
反応を確認しましょう

両肩を叩くことが大切です

図1　意識の確認方法

開眼はみられません。しかし，開眼は無理でも，想定している意識レベルJCS Ⅲ -100 〜 200の患者さんでは何らかの反応がみられるはずです。例えば，痛み刺激に対して逃げようとする反応や払いのけようとする反応がみられたら，この患者さんの意識レベルはJCS Ⅲ -100と評価します（→p26 NOTE 1 ）。

❷ 呼吸

　意識障害「赤→黒」のときに行ったように用手的気道確保(p25の**図3**を参照)を行い，呼吸を確認します。用手的気道確保とは，「頭部後屈あご先挙上法」や「下顎挙上法」など，手を用いて気道を確保することです。

　「見て・聴いて・感じて」の合言葉は同じです。胸の動きを見て，呼吸に伴う呼吸音を聴き，気流の音・呼気の温かさを感じ取ることが大切です。この病態のときは意識障害のトリアージ「赤→黒」と違い，何らかの呼吸はあることが多いと考えています。しかし，十分ではなく時に「死戦期呼吸」（→p91 NOTE ）を起こしていることもあります。見逃さないでください。

❸ 循環

　脈を測る部位は，意識障害のトリアージ「赤→黒」のときと同じで総頸動脈で測ります(p27の図4，p37を参照)。自分と同側の総頸動脈に触れてください。

　総頸動脈に限らず，触知は3本の指(示指・中指・薬指)を平行にそろえることがポイントです（**図2**）。この病態「赤」のときは焦ってしまいがちなので，自分の脈を感じとることが多いのですが，複数の指で動脈の走行に添って，ほんのすこし圧をかけて触れることで感じとりやすく

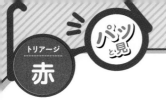

①平行に指をそろえて均等に力を加える
→脈拍数やリズムの整・不整を理解しま
しょう
※正しい方法で脈を探り当てましょう。
脈拍が正常の状態のときはトン・トン・
トンと規則正しいリズムです
②薬指と中指に力を加える→示指に拍動
が伝わらなくなるまで圧をかける→脈の
大きさと弾力性があるかどうか，の順で
確認しましょう
③3指の力を動脈の走行に対して直角に
加え，どのくらい圧迫したら拍動が触知
しないかをみます。動脈壁の弾性をみつ
けましょう

平行に3本の指をそろえる

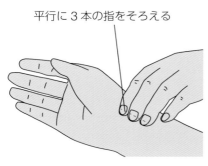

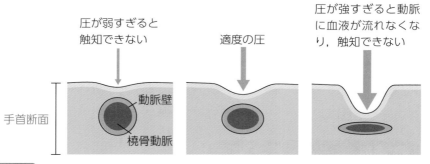

図2 脈拍（橈骨動脈）の測定方法

なります。強く押さえてしまうと，低い血圧の場合は血流を遮断してし
まうことがよくみられます。力加減が難しいのですが，日常で脈をとる
ときに，そっと練習をしておきましょう。

　部位によって推定される血圧の高さは異なりますが，脈拍を確認でき
る部位は総頸動脈や橈骨動脈以外にもたくさんあります。覚えましょ
う（**図3**）。

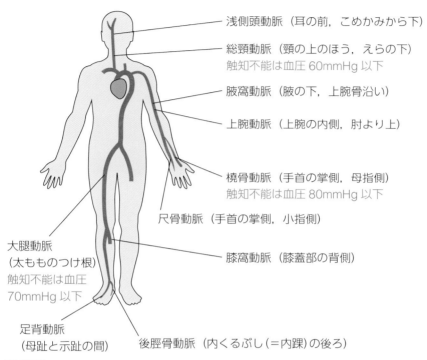

浅側頭動脈（耳の前，こめかみから下）

総頸動脈（頸の上のほう，えらの下）
触知不能は血圧 60mmHg 以下

腋窩動脈（腋の下，上腕骨沿い）

上腕動脈（上腕の内側，肘より上）

橈骨動脈（手首の掌側，母指側）
触知不能は血圧 80mmHg 以下

尺骨動脈（手首の掌側，小指側）

大腿動脈
（太もものつけ根）
触知不能は血圧
70mmHg 以下

膝窩動脈（膝蓋部の背側）

足背動脈
（母趾と示趾の間）

後脛骨動脈（内くるぶし（＝内踝）の後ろ）

図3 脈拍を確認できる部位
赤字で記載されている数値は覚えておきましょう

❹ 観察した後に行うこと

　患者さんが正常な呼吸をしていて，意識がなかったら，その場を離れずに応援を呼び，回復体位（**図4**）をとります。回復体位は，意識レベルがJCS3桁で，自発呼吸があり，頸動脈で脈が触れる患者さんが対象です。方法は患者さんを横向き（側臥位）にして，上側の上肢で腕枕をします。下側の上肢は伸展，上側の下肢は軽く屈曲させて（約90°），クロスするように前に出して倒れないようにします。こうすることで，気道を

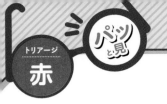
確保することができ，安定した体位を保つことができます。嘔吐した場合でもすぐには窒息に至らない姿勢です。

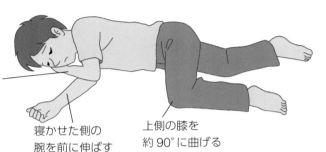

横向きの状態を
支えるために上
側の手の甲を頭
の下に入れる

寝かせた側の
腕を前に伸ばす

上側の膝を
約90°に曲げる

図4 回復体位 (側臥位：腕を下にして横になった状態)
正常な呼吸をしているけれど，意識がないときに行います

まず考えたい想定疾患

頭部　：脳梗塞，脳出血，くも膜下出血，脳腫瘍など
　　　　病巣が広範ではあるものの脳幹部への影響がないもの

呼吸器：肺炎，慢性呼吸不全の急性増悪による呼吸不全，異物に
　　　　よる気道狭窄など

循環器：急性心筋梗塞，慢性うっ血性心不全の急性増悪，動脈瘤
　　　　の切迫破裂など

消化管：大量吐血・下血，胃・腸の穿孔，胃・腸の血流障害に伴
　　　　う組織の壊死，急性膵炎

急性胆嚢炎 (なかでも壊死性胆嚢炎) など

四肢　：骨盤骨折を含む多発骨折，静脈閉塞など

NOTE　死戦期呼吸とは
（しせんきこきゅう）

　心停止の直後にみられる異常で不規則な呼吸です。「あごをしゃくりあげるような呼吸」「あえぐような呼吸」に見えます。これは心停止のサインであり，直ちに心肺蘇生(CPR)をはじめなければなりません。注意すべきは，死戦期呼吸を"呼吸しているから…"と誤って判断したために，CPRの着手が遅れてしまうことです。死戦期呼吸は数分間続きますが徐々に弱まります。それに従って救命の可能性は低くなっていきます。心停止のなかでこの死戦期呼吸は救命の可能性が非常に高い状態です。誤判断しないように見分ける力をつけましょう。

　見分けるポイントは次の5つです。

①呼吸のリズムが不規則

②努力呼吸をしているが，胸郭の上下運動がない

③徐呼吸(9回/min以下)

④呼吸休止時間が徐々に長くなる

⑤「口をパクパクしている」「下顎だけ前に出している」「頭を前後に動かしている」

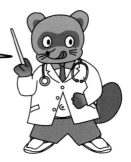

患者さんに死戦期呼吸がみられたり，呼吸しているかどうか迷った場合は，「**呼吸なし**」と判断することが大切です。

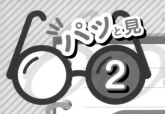

目を届かせるべき徴候

頭 部

生命の危機に陥りかねない頭蓋内疾患

トリアージ

赤

観察のポイント

　ここトリアージ「赤」の患者さんは，Japan Coma Scale（JCS）3桁（→p26 NOTE ）に該当します。見逃してしまうと，生命にかかわることが多い病態です。

　頭部由来の急変で大切なことは，脳そのものの病変を考えながら，脳以外の要素も考えることです。ここトリアージ「赤」の場合も，トリアージ「赤→黒」の患者さんと同様，脳梗塞，脳出血，脳腫瘍等の頭蓋内病変をまず念頭におきますが，既往歴に目を向け，転倒などで外傷を負っていないかも観察します。そして既往歴のなかで見落としがちなのが代謝性疾患です。代謝性疾患としては，低血糖，高血糖，高アンモニア血症，腎不全，電解質異常などがあげられます。生命にかかわる疾患を見逃さないためには，既往歴をまず疑うことが大切です。疑うことでカルテをチェックし，病状を読み解けることが多いからです。ということは，入院中の患者さんであれば，日頃からその人の病態を把握していることが非常に大切になります。

ここのポイントに気づいていますか？

● 主な疾患のうち広範囲脳梗塞を考えてみましょう

❶ 神経学的所見は？

片麻痺がみられることもあります。

❷ 循環は？

多くの場合，脈拍は安定していますが，時間とともに脳圧が上がってくると，血圧は不安定になります。

❹ 独特のにおいや不随意運動は？

代謝性の意識障害のときには，アンモニア臭や甘いにおいといった独特のにおいがすることがあります。しかし，脳梗塞の場合はほとんどみられません。不随意運動は片麻痺などの局所症状が出た後に出現します。

❸ 呼吸は？

はじめは正常な呼吸がみられることが多いのですが，時間の経過とともに脳圧が上昇し，異常呼吸が出てくることがあります。

❺ 既応歴は？

脳梗塞は多くの場合，動脈硬化が多いので，高血圧や脂質異常症などの既往歴を確認しましょう。

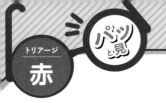

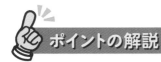

ポイントの解説

❶ 神経学的所見

　ここトリアージ「赤」のレベルの患者さんは，「観察のポイント」で示したようにJCSの3桁が該当しますので，「刺激しても覚醒しない」人となりますが，Ⅲ−300である「痛み刺激に反応しない」レベルかどうかを判断するために，痛覚反応をみます。反射的に引っ込めるか，無反応かを見逃さずに観察することが大切です。

　また，不随意運動の有無を観察します。不随意運動とは，本人の意思とは無関係に生じる運動のことですが，複合で出現することが多いため，①身体のどこに出ているか（部位），②不随意運動の速度はどの程度か（動き），③持続時間はどのくらいか，④不随意運動のパターンや特徴などに注意して観察し，記録をとってください。不随意運動に律動性（一定のリズムで運動が反復すること）があれば，振戦かミオクローヌスです。ミオクローヌスは頭部外傷や肝不全，腎不全，代謝性疾患等が原因で起こりますが，原因が代謝性疾患であった場合には症状が持続的になり，けいれん発作につながることもあるため要注意です。

　また，鑑別するためには，不随意運動が起こる原因（なぜ不随意運動が起こるのか）を理解しておくことが必要です。不随意運動は，パーキンソン病などの神経変性疾患，脳梗塞などの脳血管障害，薬剤性，遺伝性疾患などが原因で起こります。この不随意運動で最も一般的（最も頻度が高い）なのが振戦です。

❷ 循環

　ここトリアージ「赤」のレベルで，意識に変化をきたす循環器系疾患は，①血圧低下からくるものと，②アダムス・ストークス症候群のように不整脈によるものとに大きく二分されます。

　アダムス・ストークス症候群(adams-stokes syndrome)とは，不整脈により脳へいく血液量が急激に減少したため，失神やけいれんなど，一過性の脳虚血症状を引き起こした病態のことです。発作(アダムス・ストークス発作)を起こすと，突然死となることもあるので要注意です。

　アダムス・ストークス症候群のように心原性失神を引き起こす不整脈は，徐脈性不整脈(1分間の心拍数が60回未満)と頻脈性不整脈(1分間の心拍数が100回以上)に分かれます。徐脈性不整脈の症状は，心臓が止まっている時間(秒数)により異なることを覚えておきましょう。心臓の拍出が10秒以上途絶えると，脳への血流が途絶え，失神します。

　手元に血圧計等の器具がないときなど緊急時に役立つのが，脈拍で血圧の値を予測する方法です。触れる場所によって，おおまかな血圧を推定することができます。そして例えば，脈の緊張がかなり強く出ていたら，血圧は高め，というふうに考えます。脈拍を測る部位(橈骨動脈・大腿動脈・総頸動脈)と，部位ごとの数値の違いは，p37の本文および表2に記載しましたので，必ず覚えておきましょう。ここでは，触知部位とその測り方を**表1**にあげました。

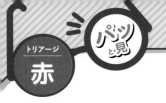
● 表1　3つの部位における脈拍の測り方

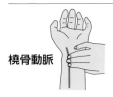 **橈骨動脈**	手関節の母指に近い部分を走行しています。橈骨動脈の走行部位は個人差が比較的少ないため，一般的にここで脈を測ります
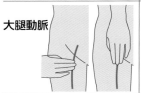 **大腿動脈**	股の付け根の窪んだところにあります。ここは痩せた患者さんは触れやすいのですが，個人差があるので注意しましょう。また，屈曲拘縮（くっきょくこうしゅく）が強い人など，触れる行為自体が困難な場合もあります
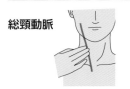 **総頸動脈**	喉ぼとけに指3本を当てて横にずらすと窪みがあり，そこで触知します。仰臥位であご先を挙上し，測定する側と逆向きに頭を少し倒すと，測定がしやすくなります。橈骨動脈よりも脈を強く感じます。脳にいく血管なのであまり強く押さえつけないようにしましょう

❸ 呼吸

　ここトリアージ「赤」の患者さんは呼吸していることが前提です。しかし頻呼吸（ひんこきゅう）や徐呼吸（じょこきゅう）がみられ，正常な呼吸は望めません。正常な呼吸とは，1分間で15 〜 20回・規則的なパターンを示す呼吸です。

　頻呼吸も徐呼吸も危険な状態です。頻呼吸は呼吸数の異常で，1分間に呼吸数が25回以上（呼吸数の増加）の状態を指します（**表2**）。頻呼吸は多くの場合，二酸化炭素が体内から過度に排出されるため血管の収縮を招き，血行障害を引き起こします。患者さんが頻呼吸をしていたら，ショックなど生命にかかわる症状が出現する可能性があることに注意してください。

● 表2　正常呼吸と異常呼吸

分類		呼吸の型	呼吸の特徴
正常		吸気　呼気　深さ　呼吸数（回/min）	呼吸数：15〜20回/min
異常呼吸	頻呼吸		呼吸数：25回以上/min 1回換気量：変化なし
	徐呼吸		呼吸数：9回以下/min 1回換気量：変化なし
	多呼吸		呼吸数：増加 1回換気量：増加（型が深くなる）
	過呼吸		呼吸数：変化なし 1回換気量：増加（型が深くなる）
	減呼吸		呼吸数：変化なし 1回換気量：減少（型が浅くなる）

　同様に，徐呼吸も呼吸数の異常で，1分間に9回以下の呼吸数を指し（呼吸数の減少），呼吸が深くならなければ酸素不足・二酸化炭素貯留状態となります。そうなると組織の代謝が落ちていき，徐々に組織障害が起こります。そのままでは心肺停止に陥りかねません。

　呼吸数の異常は呼吸中枢機能の障害が関与している場合が多いので，呼吸の深さと速さ（パターン）も必ず観察してください。呼吸数と呼吸の深さの観察が，スムーズな救命処置につながります。

　とくに患者さんがあごを上げ，ハアハアとあえぐような浅い呼吸をする「あえぎ呼吸」をしていたら，有効な換気運動がなされないため，放置すれば死に至る，死戦期呼吸という非常に危険な徴候です（→p91

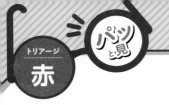
NOTE ）。このあえぎ呼吸は徐呼吸で，長い呼吸停止を伴います。また，頭部を後ろに反らす動きが認められます。

●あえぎ呼吸と下顎呼吸の見抜き方

どちらも死戦期呼吸（死と戦っている呼吸）で，生命の危機的状況に置かれていることは同じです。一見，呼吸しているように見えますが，胸郭が動いていないことを見逃さないでください。注意深く見ることが大切です。呼吸していると誤判断すると，対応が遅れて命取りになります。もともと呼吸が弱い患者さんの場合は特に注意してください。見極めるポイントは，p91の死戦期呼吸を参照してください。

●あえぎ呼吸と下顎呼吸の違い

一般的には，下顎呼吸の次にあえぎ呼吸となりますが，その逆もあるのでどちらも危機的状況です。

なぜ一般的に下顎呼吸が先になるかというと，死戦期呼吸になると肺に空気がほぼ届かないため，酸素と二酸化炭素の交換が妨げられて換気障害に陥ります。脳に血液がいかなくなるため，脳は酸素不足となり機能は低下します。ところが脳の機能が低下し指令が出なくても身体のほうは酸素を取り込もうとして，下顎だけを上下させて空気を飲み込むような動作をするのです。これが下顎呼吸です。下顎呼吸がはじまると，多くが1～数時間で死に至るため，救命処置を行います。

一方，あえぎ呼吸は，いわゆる「あえぐような」呼吸です。酸素不足が続くと下顎も動かなくなるため，身体は口を開けたまま，今度はあえぐようなせわしい呼吸をして，酸素を何とか取り込もうとするのです。徐々に呼吸は不規則になり，無呼吸となって停止するため，救命処置が

必要です。

④ 独特のにおいや不随意運動

　患者さんをみるとき，初心者のうちは，五感を特に大切にしてください。高血糖状態が続き病状が進むと，意識障害に加え，尿から果実のように甘い，もしくは甘酸っぱいにおいがする場合があります。

　肝性脳症では意識障害を主とした症候がみられますが，そのほか，肝性口臭と羽ばたき振戦が大きな特徴です。

●肝性口臭

　肝性脳症では，高アンモニア血症を生じた結果，雑巾のような口臭やアンモニア臭がみられることがあります。

●羽ばたき振戦

　筋肉の緊張が突然失われることで手首が反り返ってバタバタと鳥が羽ばたいているように見える不随意運動の一種です。「振戦」とは，筋肉が勝手に（＝不随意に）緊張と弛緩を繰り返し，リズミカルに震えることを指します。典型的なものは肝性昏睡早期に認められますが，代謝異常による脳血管障害で発症することもあります。

⑤ 既往歴

　既往歴とは，過去に罹患・治療したことのある病気（病歴）だけでなく，現在治療中の病気も含みますが，アレルギーや薬剤の副作用，外傷等も必ずチェックします。既往歴は適切な診断と治療を行ううえで極めて重要な情報と考えてください。既往歴によっては，全く同じ症状の患者

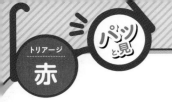

さんでも想定疾患が異なり，必要な検査も違ってきます。また，重症化のリスクも異なります。身体に起こった急変の標的を絞るためにはこの既往歴の情報は大いに参考になると考えてください。既往歴に関しては冒頭の観察のポイントでも書きましたので参照してください。

まず考えたい想定疾患

頭蓋内病変
　・脳梗塞（**図1**）
　・脳出血（**図2**）
　・脳腫瘍
　・髄膜炎

頭蓋外病変
　・外傷
　・循環器：低血圧，アダムス・ストークス症候群など
　・呼吸器：失調性呼吸など
　・代謝性：低血糖，高血糖，高アンモニア血症，腎不全，
　　　　　　電解質異常など

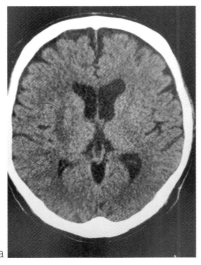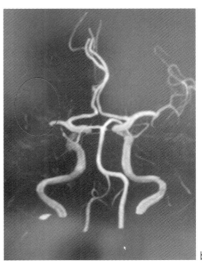

a　　　　　　　　　　　　　　　　　　　　　　　　　　　b

図1　脳梗塞の画像所見（a：CT画像，b：MRA画像）

ほぼ同時期撮影の脳梗塞早期の所見。CTでは赤マルの中に脳梗塞が発生しているものの，正常の所見とほぼ変わらないが，MRAでは動脈の途絶がみられたため，脳梗塞と診断されました

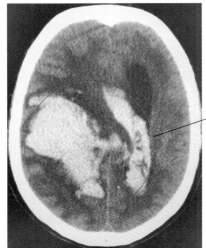

白色部分が出血

脳出血初期，右被殻からの広範囲出血で左の脳室内に穿破している重症例。一見して，中心溝が左にシフトしているため，脳の正常構造が破壊され脳圧が上昇したことが想定されます

図2　脳出血の画像所見（CT画像）

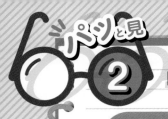

胸部

ショックをきたす
呼吸不全・循環不全

トリアージ

赤

 観察のポイント

　パッと見て，苦悶様症状や，痛みによる前傾姿勢がみられたら，冠動脈疾患などの緊急性の高い疾患を疑います。胸部で緊急対応を要するのは，心筋梗塞，急性大動脈解離，肺塞栓です。胸痛・呼吸困難は心血管由来だけでなく，多種多様な疾患で生じます。しかも胸部の疾患は，生命にかかわる場合もあるため，迅速に対応することが大切です。ここトリアージ「赤」では，意識障害・ショック・呼吸障害に注意します。

　患者さんをパッと見たときに，「ショックかもしれない」と気づくことができるよう，特徴的な症状を覚えておくことが大切です。特に代表的なのが「ショックの5徴候（ショックの5P）」です（**表1**）。5徴候のうち，1つでも当てはまる症状がみられたらショックを疑い，直ちにバイタルサインや意識レベルなどのアセスメントを行います。急変に備えて，安楽な体位（臥床・下肢挙上・回復体位）をとってください。また，血圧が低いのに四肢が温かかったら，ウォームショックに注意しましょう。四肢が温かいからと見逃さない注意が必要です。臓器障害が悪化しています。

ここのポイントに気づいていますか?

● 主な疾患のうち急性心筋梗塞を考えてみましょう

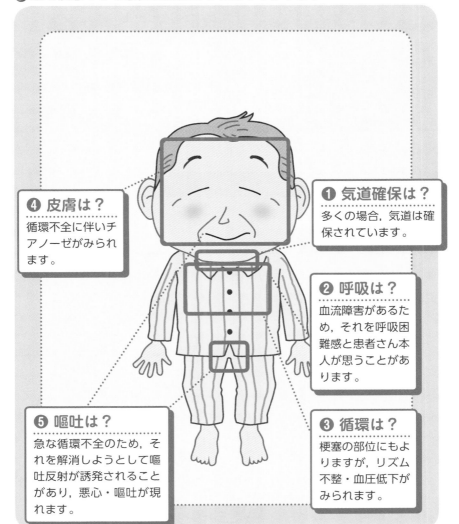

❹ 皮膚は?
循環不全に伴いチアノーゼがみられます。

❶ 気道確保は?
多くの場合, 気道は確保されています。

❷ 呼吸は?
血流障害があるため, それを呼吸困難感と患者さん本人が思うことがあります。

❺ 嘔吐は?
急な循環不全のため, それを解消しようとして嘔吐反射が誘発されることがあり, 悪心・嘔吐が現れます。

❸ 循環は?
梗塞の部位にもよりますが, リズム不整・血圧低下がみられます。

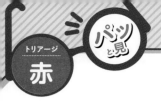
● 表1　ショックの5P

Pallor	顔面蒼白	顔色が悪く，青白い。血液の低還流を示唆する症状
Perspiration	冷や汗	皮膚が冷たく，じっとりしている。交感神経の緊張により末梢神経の収縮による発汗
Prostration	虚脱	ぐったりしている。脳循環の低下を示唆する症状
Pulmonary insufficiency	呼吸不全	低酸素血症による頻呼吸や，呼吸困難感，呼吸数の低下
Pulselessness	脈拍微弱	心拍出量の低下による脈拍の微弱

ポイントの解説

❶ 気道確保

　胸骨柄（**図1**）が吸気とともに凹んだら窒息のサインなので，すぐに気道確保が必要です（方法はp25の図3を参照）。

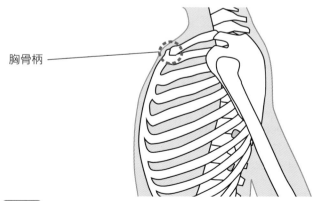

胸骨柄

図1　胸骨柄の位置

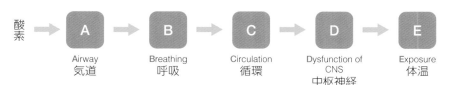

図2　ABCDEアプローチ（生命維持のサイクル）

A（気道）→ B（呼吸）→ C（循環）→ D（中枢神経）→ E（体温）の順に評価と介入を繰り返していきます。生命を維持するために必要な「酸素の流れ」です。この順番で見ていくことで，身体のどこに異常があるのかがわかります。つまり，最優先で見るべきところは気道です

　トリアージ「赤」で重要な病態は，気道閉塞・ショック・呼吸不全です。「パッと見」の次は，ショックに進む徴候がないかABCDEアプローチ（**図2**）でこまめにチェックします。呼吸や循環に問題があっても，気道確保が最優先です。

　また，このとき重要なのは，私たち医療職は定常状態（何も起こらないこと）であってほしいと願うあまり，つい「○○さんはどうにか安定してます」と報告しがちですが，バイタルで良い数値をみつけるのではなく，悪い数値に反応してください。ここが大事です。考えすぎかも…とは思わないことです。この「赤」の状態が少しでも悪くなると，気道確保の手技は難しくなります。

❷ 呼吸

　ここトリアージ「赤」で大切なことは，呼吸困難が急速に進むと，呼吸停止から心停止に至る場合があるということです。呼吸困難は，呼吸不全やショックに至ることが多い症状だということを覚えておきましょう。

　まずパッと見て，発声が可能かを確認してください。そして，首元に手をやるチョークサイン（**図3**）やヒューヒューといった呼吸音などをチ

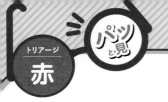

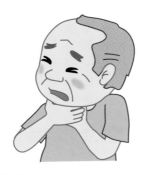

図3　チョークサイン
窒息を知らせるサイン。声をだせないため，喉をつかむ動作
となります。患者さんのそばを決して離れてはいけません

ェックします。チョークサインとは，窒息時のサインで，万国共通の合
図です。上気道閉塞は緊急度が高いので注意しましょう。呼吸困難か
ら意識障害を起こすと重症になりやすいです。①呼吸困難の患者さん
からは決して目をそらさないこと，②このとき全身を観察すること，を
忘れないでください。呼吸困難の患者さんを見たら，発疹や浮腫，努力
呼吸の有無など，いろいろな症状を観察してください。

❸ 循環

　致死的不整脈に気をつけます。150回/min以上の頻脈（頻脈性不整
脈），50回/min以下の徐脈（徐脈性不整脈）は要注意です。速やかに
BLSを開始してください。10秒以内に所見がとれなかったら（脈拍の測
り方はp88を参照），胸骨圧迫を行います。不整脈が原因で脳血流が低
下すると，けいれんや失神を起こすこともあるため，要注意です。

● 表2　チアノーゼの種類と原因

種類	原因	引き起こす疾患	主な出現場所	皮膚温
中枢性チアノーゼ	動脈血中に還元ヘモグロビンが増加	右⇒左シャントをきたす先天性疾患(ファロー四徴症，大血管転移症など) 肺うっ血をきたす重症心不全 慢性閉塞性肺疾患 メトヘモグロビン血症 一酸化炭素中毒	口腔粘膜，眼瞼結膜を含む全身の皮膚・粘膜	温かい
末梢性チアノーゼ	局所の血流障害	心拍出量の低下，ショック，閉塞性動脈硬化症(ASO)，末梢血管障害	口腔粘膜，眼瞼結膜を含まない局所の皮膚	冷たい

❹ 皮膚

　顔面蒼白は，循環血流量が不足しているサインです。また，冷や汗を見たら血圧低下を疑いましょう。ひどいときは失神することもあるので要注意です。

　顔が青紫色になるチアノーゼはトリアージ「赤→黒」で解説しましたが，ここ「赤」にも該当する疾患です。

　チアノーゼは中枢性と末梢性の2種類があり，前者の皮膚温は温かく，後者は冷たいです(表2)。

❺ 嘔吐

　循環不全(循環の機能低下)や致死的胸痛で嘔吐する場合があります。ヒトは血圧が低下すると反射的に血圧を上げようとするため，嘔吐することがあります。嘔吐が続けばショックに至ることもあるので注意し

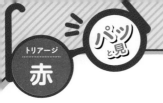
ましょう。

　致死的胸痛（生命にかかわる胸痛）とは，①心筋梗塞，②大動脈解離，③肺塞栓，④緊張性気胸の４つです。嘔吐の原因には，最も多い消化器疾患だけでなく，致死的胸痛もあることを覚えておきましょう。

 まず考えたい想定疾患

気道：窒息（痰，血液，異物など），がん，喘息発作，急性喉頭外
　　　炎など

肺　：肺炎，肺がん，気胸，胸水など

心臓：急性心筋梗塞，致死性不整脈，慢性心不全の急性増悪など

大血管：胸部大動脈瘤，解離性大動脈瘤，肺梗塞など

パッと見てチアノーゼかなと思ったら，

①肺や心臓の病気はありませんか？
②気管支喘息やCOPD（慢性閉塞性肺疾患）と診
　断されたことはありませんか？
③発作を起こしたことはありますか？
④息苦しくありませんか？
といった問診で原因を絞り込んでいきましょう

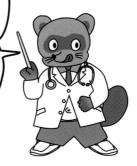

NOTE

奇異呼吸 (奇異性呼吸) とは

　吸気時に胸郭が下降収縮し，呼気時に拡張する異常な呼吸運動のことです（正常呼吸とは逆の動きになります）。奇異呼吸は生体に悪影響を与える呼吸運動で，例として一側の無気肺，気胸，血胸，気道内異物，フレイルチェストなどがあります。

　また，COPD急性増悪の患者さんがこの奇異呼吸をしていたら，機械的換気補助が必要と思ってください。

　＊COPD (chronic obstructive pulmonary disease)：慢性閉塞性肺疾患。COPDの患者さんは，肺胞が破壊されて気管支が狭くなるため，肺胞に空気がたまり吸った空気を吐き出せなくなります。COPD初期の自覚症状は，咳や痰が続く，歩くのが遅い程度なので病気と認識されずに見過ごされることも少なくありません。しかし，肺機能の低下とともに動くと息切れがするようになり，進行すると安静時でも息切れをきたし，寝たきりの状態になることもあります。

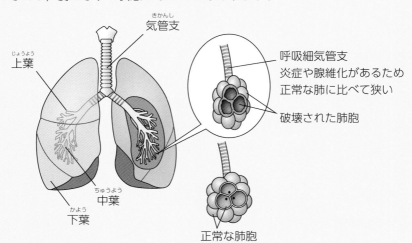

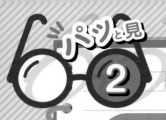

腹 部

腹壁緊張を伴う腹痛
大量の吐血・下血

トリアージ

赤

☞ 観察のポイント

　腹痛とは，心窩部から恥骨上部までの痛みです。腹痛の観察のポイントは，まず①腹部全体か限局性かを見分けることです。限局性の場合は，痛みの部位で病変臓器等を推定することができます。次に②痛みの程度の性質，③痛みの時期と経過，④随伴症状，⑤既往歴などを問診しますが，吐血・下血で来院した患者さんには，直ちに全身症状を把握し，ショックへの移行を警戒しなければなりません。腹痛の原因がトリアージ「赤」に該当する急性腹症の場合は，ショック徴候（ショックの5P）と意識レベルの低下を観察してください。また，観察時に見落としてはならないのが，予後不良のサインである腹壁緊張（筋性防御）の有無と反跳痛です。筋性防御は，腹筋の筋肉量が不足した高齢者ではわかりにくい場合があるので注意しましょう。吐血や下血を伴っていたら，性状（出血量・色調・誘因）を見ます。腹痛を訴える患者さんのすべてに既往歴と手術歴を必ず聴取してください。前者は疾患によっては再発するケースが多く，後者はどんなに小さな開腹手術であっても癒着や絞扼が考えられます。また，痛みの発生が急激か間欠的か，痛みの持続時間の長さ，随伴症状の有無などは重症度を判断するうえで非常に重要な情報です。一般的にいって重症度と腹痛の強さは比例しています。

ここのポイントに気づいていますか？

◯ 主な疾患のうち胃潰瘍の大量吐血を考えてみましょう

❶ 吐血は？

めまいや全身に冷や汗をかくなどの症状が出て，その後に吐血が起こります。出血のはじめは胃酸によって酸化しているため暗赤色ですが，出血量が多くなるにつれて鮮紅色になります。

❸ 吐血時の症状は？

冷や汗，頻脈，血圧低下，腹部膨満，腹部の激痛などです。

❷ 下血は？

吐血を繰り返しているうちに下血（タール便）を伴うことがあります。下血の場合は自身で気づかないこともあり，貧血症状が進行してはじめて胃潰瘍の存在を疑う場合も少なくありません。

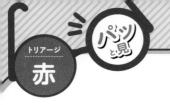

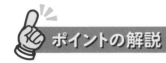

❶ 吐血

　まず，吐血と下血は，十二指腸にあるトライツ（Treitz）靱帯（トライツ
靱帯より下を小腸といいます）から上の場所で生じた出血を「吐血」，下
の場所から生じた出血を「下血」と呼びます（詳細はp159の図1を参照）。

　吐血は通常，胃酸により酸化されて黒褐色（コーヒー残渣様）を呈して
いますが，出血量が多くなるにしたがって鮮紅色になります。また，出
血してから吐血するまで，体内での滞在時間が短いと鮮紅色で，数十分
以上経過すると黒褐色化していきます。

　吐血は出血そのもので生命の危機に陥る場合と，吐血に伴う吐物で窒
息する危険があるので注意します。吐血で緊急処置を要する疾患は，消
化性潰瘍（胃潰瘍・十二指腸潰瘍），血管拡張症などです。

　吐血を考えるとき見逃せない疾患にマロリーワイス（Mallory-Weiss）
症候群があります。このマロリーワイス症候群は腹部の疾患ではありま
せんが，嘔吐後による吐血では最初に想定したい疾患です。マロリーワ
イス症候群は，繰り返す激しい嘔吐で腹圧が上昇し食道に圧がかかると，
噴門部（食道と胃の境い目）の粘膜が破れて吐血する疾患で，高齢者の発
症が最近増えてきています。重症化すると出血性ショックに陥るので
要注意です。

　ところで人体には，通常，体重の約7〜8％の血液（体重60kgで
5000mL弱）が流れており，そのうち約20％が急速に失われれば出血性
ショックに陥り，約30％を失うと生命の危機に陥るといわれています。

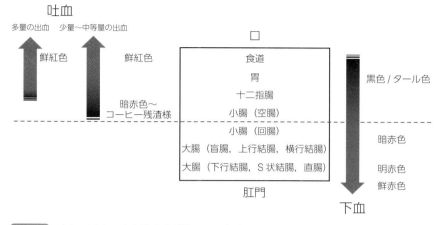

吐血

多量の出血　少量〜中等量の出血

鮮紅色　　　　鮮紅色

暗赤色〜
コーヒー残渣様

食道
胃
十二指腸
小腸（空腸）

小腸（回腸）
大腸（盲腸，上行結腸，横行結腸）
大腸（下行結腸，S状結腸，直腸）

肛門

黒色／タール色

暗赤色

明赤色
鮮赤色

下血

図1　吐血・下血の出血臓器（部位）による血液の色調
日本臨床外科学会：吐血・下血とは？
https://www.ringe.jp/civic/2019063/ (accessed 2022-8-15)

● 表1　出血の種類

種類	色	特徴
動脈性出血	鮮紅色	ピュッピュッと拍動性に勢いよく血が噴き出す 短時間に多量の血液を失うため危険。食道静脈瘤破裂など
静脈性出血	暗赤色	動脈性出血に比べて緊急度は低い。持続的に湧き出るように出血する。太い静脈からの出血はまれ。胃潰瘍からの出血など

出血の色調の違いを**図1**に，種類の違いを**表1**に示しました。

❷ 下血

　下血は吐血と同様，主に消化管出血で起こります。下血をしていて随伴症状に発熱があれば，感染性腸炎の可能性もあるので注意してください。また，生命に危険のある下血は前兆があることが多いので，血圧の

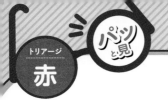

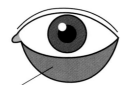
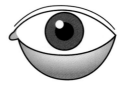
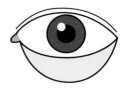

眼瞼結膜　　健康　　　　　　　　軽い貧血　　　　　　　　貧血

図2　眼瞼結膜による貧血のチェック法
目をアカンベーのようにして眼瞼結膜（下まぶた）の裏側を見ます。赤いと健康で，貧血ぎみの人は赤血球が不足しているため血色がなく蒼白になります

低下や脈拍など循環動態を把握し，病歴を頭にいれておくことが大切です。**図2**にあげた眼瞼結膜の蒼白も指標の1つです。

　下血は，その出血源を推測するために，タール便（黒色便）と鮮血便（血便）に分類されます（血便は下血の一部であり，下血と血便は同一ではありません）。

　下血のうち，タール便は上部消化管からの緩やかな出血，鮮血便は下部消化管からの出血です。この違いは理由を理解すると覚えやすいです。便に混じる血液は出血してから時間が経つにつれてだんだん黒くなり，胃酸で酸化されるとタールのような黒色になります。つまり，下血の色が黒いほど出血源は肛門から遠く胃に近いことになり，赤いほど出血源は肛門に近いのです。

　下血の場合，症状が下血だけなら，生命にかかわる急変はまずありません。しかし，下血に加え，呼吸数や脈拍数が上昇している場合は危険です。高齢者で腹痛と下痢を伴う下血は腸管虚血の疑いがあります。下血でも吐血同様，問診を行い，基礎疾患や潰瘍歴，出血時の状況，肝炎の有無といった病歴などを確認し，随伴症状に注意してください。

　下血量が少なくても，大腸がんなど生命にかかわる疾患はあります。出血量が少なくても安心は禁物です。

❸ 吐血時の症状

　吐血時には，悪心・嘔吐等を伴うことが多いですが大量の吐血で誤嚥による窒息をしないように回復体位をとることが大切です。吐血を伴う疾患でもっとも多いのが，潰瘍面で血管が切れて出血した出血性潰瘍です（**図3**）。

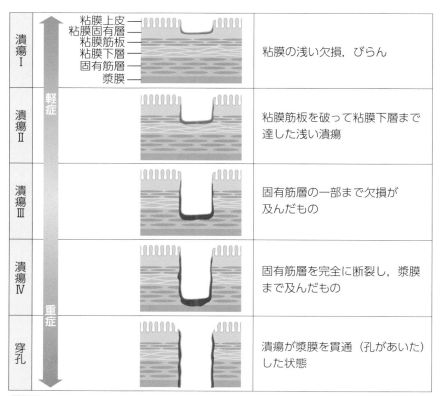

潰瘍Ⅰ	粘膜上皮— 粘膜固有層— 粘膜筋板— 粘膜下層— 固有筋層— 漿膜—	粘膜の浅い欠損，びらん
潰瘍Ⅱ		粘膜筋板を破って粘膜下層まで達した浅い潰瘍
潰瘍Ⅲ		固有筋層の一部まで欠損が及んだもの
潰瘍Ⅳ		固有筋層を完全に断裂し，漿膜まで及んだもの
穿孔		潰瘍が漿膜を貫通（孔があいた）した状態

（軽症→重症）

図3　潰瘍のステージ
　　　粘膜固有層までの傷害が「びらん」，粘膜下層よりも深部にまで傷害が及んだものが「潰瘍」です。胃壁は，粘膜固有層・粘膜下層・固有筋層・漿膜などから成っています

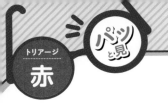
　前述した出血性潰瘍のほかに，潰瘍の合併症には穿孔性潰瘍があります。十二指腸潰瘍の穿孔と違って胃潰瘍の穿孔はまれですが，救命のために緊急手術を要する疾患で，腹膜炎を起こしており激痛が生じています（**表2**）。

　この消化性潰瘍の患者さんは全国で100万人以上いるといわれており，ヘリコバクター・ピロリ（*Helicobacter pylori*：*H. pylori*）の除菌により手術に至るものは少なくなりましたが，非常に再発しやすい疾患です。時々，患者さんから「胃潰瘍は胃がんになりますか」という質問を受けることがあるかと思います。胃潰瘍が直接「がん化」することはないのですが，胃がんのなかには胃潰瘍のように粘膜が凹むタイプのものがあり，症状や形が似ているため誤解を生むのでしょう。しかし，がん化はしないといっても，*H. pylori*は胃がんのリスク要因ではあり，がん細胞が増殖しやすい環境をつくってしまうため，胃がんを起こしやすいとはいえるのです。

　ところで，ここトリアージ「赤」の病態は，患者さんからの十分な聴取ができない場合があります。その場合，注意深い視診・聴診といった下記アセスメントが必要になります。腹部疾患のアセスメントとして覚えていてください。場所しだいでは疾患の推定が可能です（**表3**）。

・視診：腹部の形態（腹部膨隆），腹壁静脈の拡張，腹部の拍動など
・聴診：腸蠕動音，血管音など
・触診：圧痛，筋性防御，反跳痛，腹部膨満の有無など
・打診：臓器の位置や大きさ，腹部貯留やガス貯留の有無，腫瘍の有無　　　　と状態など

　腸蠕動音で金属音が聴こえたら異常のサインで，イレウスの徴候です。腹部動脈の血管雑音が聴こえたら狭窄を疑います。音の有無や音

● 表2　胃潰瘍で緊急手術を要する危険な合併症

- ●大量出血
  - ショック状態に陥る危険性がある
- ●幽門狭窄
  - 潰瘍により幽門が狭くなり，食物の通過障害を起こす
- ●穿孔
  - 潰瘍が進行し，胃壁に孔があく。急性腹膜炎を起こす

● 表3　激しい腹痛で緊急処置を必要とする疾患（腹部）

・腹部動脈瘤破裂[*]	・異所性妊娠
・大動脈解離[*]	・腸閉塞[**]
・腸管虚血[**]	・急性膵炎
・消化管穿孔[*]	・急性心筋梗塞
・肝がん破裂[*]	・肺動脈塞栓症　など
・重症急性胆管炎[*]	

[*]　：吐血・下血を伴いにくい
[**]：吐血・下血を伴いやすい

の違い等で腸蠕動音を判断できることが大切です。

　腹部膨満では，緊満や腹水の有無等で緊急性を判断します。腹部膨満感や呼吸困難を訴える患者さんには，腹水の有無を聴診で確認してください。腹水があれば濁音や鼓音が聴取できます。

まず考えたい想定疾患 はp61の図3を参照してください。

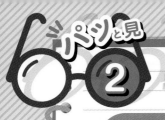

目を届かせるべき徴候

四肢

骨折に伴う痛み，内出血，
神経損傷，血流障害

トリアージ
赤

観察のポイント

　ここトリアージ「赤」では，加齢と骨折について考えます。健康な骨の維持には代謝のバランスが必要ですが，加齢に伴うビタミンDや副甲状腺ホルモンのはたらきが悪くなると，そのバランスが崩れやすくなります。骨の形成が吸収に追いつかなくなり，骨密度が低下し，骨の強度が低下します。これがいわゆる骨粗鬆症（原発性骨粗鬆症）です。骨粗鬆症には原発性と続発性があり，後者は特定の疾患（糖尿病など）や薬剤の影響で二次的に生じます。このように骨がもろくなった状態で，とくにもろくなるのが，腰椎や股関節の一部である「大腿骨頸部」，手首の骨の「前腕骨遠位部」，腕の付け根にある「上腕骨近位部」です。

　骨折における観察のポイントは，骨折部の周囲の疼痛，腫脹の程度，皮膚症状など全身状態の観察です。既往歴に，骨粗鬆症や糖尿病，呼吸器・循環器疾患，腎疾患等がないかもチェックしてください。治療や看護計画にとって大切な情報源である全身状態をよく観察しながら，患者さんの訴えを傾聴しましょう。受傷直後は身体的・精神的苦痛が大きいものです。とくに腰椎や大腿骨頸部骨折では，骨折による歩行障害が肺炎や褥瘡，認知症等の合併症を起こさないようサポートしてください。

ここのポイントに気づいていますか？

● 主な疾患のうち大腿骨頸部骨折を考えてみましょう

❶ 痛みは？

骨折に伴う痛みは，痛みの知覚受容体が骨膜を含む周囲に分布しており，そこからの刺激によって起こります。

❷ 内出血は？

骨折線からと周囲の軟部組織の損傷により出血します。特に骨折線で動脈損傷をきたすと，多い場合には1000mL程度の多量出血がみられます。

❸ 知覚障害は？

下肢の感覚神経にかかわる大腿神経が走行しているため，ダメージを受けた患側に知覚障害が出ることがあります。

❹ 足背動脈の触知は？

足背動脈の触知の有無が，予後の決定因子となります。触知可能ならば，下肢の血流は保たれていると考えられます。

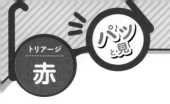

● 表1　痛みの種類

侵害受容性疼痛	身体に危険を伝える痛み：外傷や炎症等による組織の損傷により起こる。生体防御的な疼痛 （骨折，火傷，打撲，変形性関節症，内臓の炎症や閉塞・圧迫，切り傷など）
神経障害性疼痛	神経の痛み：神経自体の遮断・損傷や機能異常により起こる （神経の切断・圧迫，坐骨神経痛，帯状疱疹後の神経痛，糖尿病の合併症に伴う疼痛など）
心因性疼痛	痛みの原因となり得る明らかな組織損傷や神経損傷等の異常がみつからない痛み （この心因性疼痛の原因は，心（精神機能）ではなく，脳（身体についての認知機能）にあると考えられている）

ポイントの解説

❶ 痛み

　まず痛みについて考えてみましょう。ヒトの痛みは，「侵害受容性疼痛」「神経障害性疼痛」「心因性疼痛」の3つの原因で起こるといわれています（表1）。

　痛みには，急性痛と慢性疼痛の2種類があります。国際疼痛学会（IASP）では，急激に痛みが起こり1か月以内でおさまる痛みを「急性疼痛」，3か月以上持続あるいは繰り返す痛みを「慢性疼痛」としています。痛みが慢性化すると，この2つが複数関与した混合性疼痛となります。

　さて，高齢者が転倒などの比較的軽い外力で受傷する骨折を「脆弱性骨折」といいます。脆弱性骨折のなかでも頻度が多い骨折で歩行能力が低下する骨折が，大腿骨近位部骨折です（図1）。

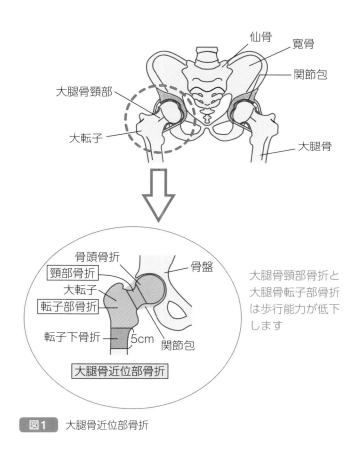

図1に示した大腿骨の頸部骨折は，大腿骨近位部骨折の1つですが，この頸部は転倒や転落時に外力が集中するため，とくに骨折しやすい場所です。頸部骨折は血液循環が悪いため骨癒合が得られにくいので，放置すると寝たきりの原因になります。痛みは，股関節部の疼痛で，患肢を他動的に動かすと疼痛が起こります。

大腿骨頸部骨折の多くは放置すると寝たきりになるため，手術適応（人工骨頭置換術）となりますが，受傷直後〜手術後にかけての疼痛緩和

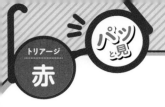

● 表2 「声かけ」で注意したいポイント

・話すときは，ゆっくり・はっきり・適切な音量を心がけ，信頼を得る話し方をする。相手の聞き取りやすさを意識する
・ネガティブな言葉を用いない
・話を途中でやめて，不安な思いを患者さんに抱かせないようにする
・声かけに対する反応のなかに，相手（患者さん）が抱いている反応を読み取る
・質問は，答えがあいまいにならないように，細分化した聞き方をする
　「大丈夫ですか?」という質問には「大丈夫です」としか答えようがなく，表現したい思いはあっても，言葉を呑み込んでしまう患者さんもいる。声かけだけでなく，質問するときは該当部位を指したり，タッチングしながら確認するとよい
・拡大質問と限定質問を使い分けて問いかける
　「具合が悪いところはどこですか？」と聞いても，あいまいな返答になりやすい。明確に答えてもらうには，質問がまず明確でなければならない。「お腹のここ，右側が痛みますか」など，タッチングしながら具体的に細分化して問いかけたり（限定質問），どのように痛むか，痛みの種類を自分で表出してもらえる質問（拡大質問）とを使い分けて行う。症状がある程度絞られてきたら，徐々に限定質問を増やしていく。確認するうえで，合間に主訴のポイントを伝え返すと効果的である
・主訴を十分傾聴しながら，短時間で把握するように，かかわり方に注意する

が大切です。痛みの緩和には，アイシング（寒冷療法）や，患部と筋肉のこわばりを軽減させるためにホットパック（温熱療法）等を行います。

　疼痛の程度で患者さんの不安の度合いも変化します。疼痛ケアだけでなく，リハビリに対する意欲をもち続けることができるように，精神面へのアプローチが重要です。高齢者は痛みの閾値は高いのですが，環境の変化に対する適応力が低いために，入院という環境の変化と体動制限があるなかで，せん妄や認知症のような状態に陥ることも考えられます。したがって入院中はADL（activities of dailyliving，日常生活動作）の練習として，整容，着替え，入浴などの動作練習を行いますが，常に声かけによる痛みの緩和をはかり（**表2**），適切なタッチング技術をみが

いて，患者さんの患部の痛みや違和感を緩和してください。それには患者さんをよく観察していることが大切です。

❷ 内出血

　大腿骨近位部骨折は，前述した頸部骨折（大腿骨内側骨折）と転子部骨折（大腿骨外側骨折）に大きく分類されます。

　骨癒合（折れた骨がつながる）には軟骨を覆う膜「外骨膜」が重要な役割を担いますが，頸部にはこの外骨膜がないため，頸部骨折は骨癒合が得られにくいという特徴があります。つまり治癒に時間を要します。加えて，頸部骨折は関節包（関節の袋）のなかでの骨折なので，出血量は少ないという特徴があります。また，頸部は回旋動 脈（かいせんどうみゃく）という細い動脈で栄養されているのですが（**図2**），頸部骨折ではこの動脈が損傷される場合が多いため，骨頭が血流障害を起こしてしまい，壊死します（大腿骨壊死症）。

　一方，転子部骨折は，筋肉組織に囲まれていて血流がよいため骨癒合が得られやすく，壊死も起こりにくい骨折です。しかし受傷時の外力が大きくはたらくため，内出血が多いです。両者の大きな違いはここです。

●出血性ショック

　さて，ここトリアージ「赤」で注意すべきは，骨折が致死的になる「出血性ショック」です。緊急性の高い病態です。出血性ショックは，全血液量の約1/5ではじまります。生死の分かれ目は全血液量の1/3強で起こります。

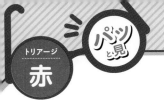
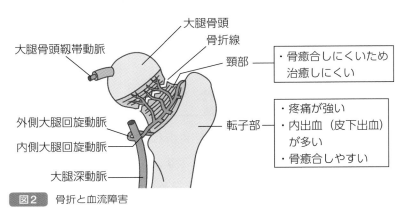

大腿骨頭靭帯動脈

大腿骨頭

骨折線

頸部 —— ・骨癒合しにくいため
　　　　　治癒しにくい

外側大腿回旋動脈

内側大腿回旋動脈

大腿深動脈

転子部 —— ・疼痛が強い
　　　　　・内出血（皮下出血）
　　　　　　が多い
　　　　　・骨癒合しやすい

図2 骨折と血流障害

　骨折部位によって出血量はさまざまですが，大腿骨骨折（関節包外）では1000 〜 2000mL，骨盤骨折では2000mL以上，骨盤骨折に伴う後腹膜出血では1000 〜 4000mL以上の出血が起こります。ヒトは出血量が1000 〜 5000mLになると血圧が低下し，ショック状態となります。つまり，骨盤骨折や大腿骨骨折（関節包外）は危機的状況に陥りやすいのです。出血性ショック（循環血液量減少性ショック）の初期評価に用いる「ショック指標」を**表3**に示しました。このショック指標は，心拍数と収縮期血圧の値で測定可能のため，血圧がおおよそ把握できれば算出できます。つまり誰でも簡単に評価することが可能です。

❸ 知覚障害

　大腿骨骨折の場合，患側の足（足首より下）にしびれが出ることがあります。例えば大腿骨転子部骨折で腓骨頭部が圧迫されると，腓骨神経障害を起こします。すると，歩くとしびれが増強したり，歩けなくなるこ

● 表3　ショック指数（循環血液量減少性ショックの重症度判定）

SI* （ショック指数）	0.5 ～ 0.67	1.0	1.5	2.0
心拍数 （回/min）	60 ～ 80	100	120	140
収縮期血圧 （mmHg）	120	100	80	70
推定出血量(%)	＜15	15 ～ 25	25 ～ 40	＞40
推定出血量 （mL）	＜1000mL	1000 ～ 1500mL	1500 ～ 2500mL	＞2500mL

＊ショック指数（shock index：SI）＝「心拍数÷収縮期血圧」で算出
0.5 ～ 0.67：正常と同等
1.0：中等症
1.5以上：重症

とがあります。また，しびれだけではなく，触ったときに冷たい感触が
みられたりします。腓骨神経は神経の移動性が少ないため，軽度の圧迫
でも障害（麻痺）が起こりますが，多くは一時的な障害であるため，経過
観察します。

●四肢のしびれ

　四肢のしびれでは，①どこがしびれるか，②いつからはじまったか，
③どのようにしびれるか，④しびれるときの体位，⑤随伴症状などを問
診します。「しびれ問診票」（図3）を利用して，患者さんのしびれの特徴
をしっかり聴きとりましょう。

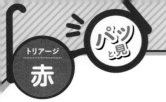

しびれ問診表

1) いつ頃からですか?
　□　本日の(　　)時から　　□　(　　)カ月くらい前から
　□　(　　)日前から　　　　□　(　　)年くらい前から
　□　(　　)週くらい前から　□　わからない

2) どのくらいの期間しびれていますか?
　□　数秒　　　　□　半日
　□　数分　　　　□　1日
　□　数時間　　　□　1日以上

3) どのように始まりましたか?
　□　突然出始めた(それまで何も症状がなかったの
　　　が,ある瞬間を境にいきなり症状が出始めた)
　□　急に出始めた(数分で症状がピークに達した)
　□　徐々に出始めた(気がついたら症状が出ていた)
　□　わからない

4) しびれは良くなっていますか?　悪くなっていますか?
　□　悪くなり続けている
　□　良くなってきている
　□　程度はずっと変わらない
　□　良くなったり悪くなったりしている

5) しびれ以外の症状はありますか?
　□　ある　　□　ない

6) 脱力はありますか?
　□　ある　　□　ない

7) 糖尿病はありますか?
　□　ある　　□　ない

8) しびれている部位を〇で
　囲んでください

図3　しびれ問診票

---

❹ 足背動脈の触知

p70を参照してください。

まず考えたい想定疾患

動脈閉塞：急性の血流障害による末梢性チアノーゼ

炎症に伴うバージャー病（閉塞性血栓血管炎：TAO）*

血管内皮の動脈硬化による閉塞性動脈硬化症（ASO）*

静脈血栓症による下肢の急性の発赤，腫脹

末梢側の急速な発赤と腫脹を伴うコンパートメント症候群

大腿骨頸部骨折などの長管骨の骨折

など

*トリアージ「赤→黒」とは病態が異なる

しびれの問診のポイント

①発症の経過がわかると，疾患の種類を推
　測できますよ。
②症状の分布がわかると病変の部位を推測
　できますよ。
③患者さんが訴えるしびれの症状を明確にし
　ましょう。

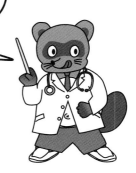

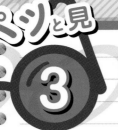

③ 見逃しては いけない徴候

病態生理

**30分ごとに目を届かせ，
必要があれば
処置を行う状態**

トリアージ

黄

　本書におけるトリアージ「黄」の病態は，意識レベルはほぼ清明ですが動けない患者さんです。災害現場でのトリアージ「黄」では手足の外傷が多くみられますが，本書ではこれから重症になるかもしれない状態と考えます。言い換えると，自分の今の状態を何らかの形で表現することができ，しかもその表現がある程度的確にできている患者さんです。臨床の場で「ちょっと待っててくださいね，すぐに対応しますから…ね」という状態といえばわかりやすいかもしれません。

　さて，それではこのとき，身体のなかではいったい何が起こっているのでしょうか？　受け答えができるので，今すぐ生命の危機に直結する！　とまではいかないものと考えられます。しかし身体のなかで何らかの変化は起こっているのです。場合によっては，これから重症になるかもしれない状態，といえるかもしれません。このような宙ぶらりんの状態を見逃さず，生体がどの程度侵襲に反応しているかを知るために提唱された概念が「SIRS」（systemic inflammatory response syndrome,

全身性炎症反応症候群)です。

　トリアージ黄「見逃してはいけない徴候」では，このSIRSの概念をしっかり覚えてください。とはいえ，SIRSに関してはいろいろなところで見聞きしている方も多いと思いますので，ここで歴史とともに整理しておきましょう。まず，このSIRSという概念は，従来のsepsis（敗血症）の定義（**図1a**）を明確化するために，1992年，アメリカ胸部医学会（ACCP）とアメリカ集中治療医学会（SCCM）の合同会議で提唱されたものです。この会議でACCPとSCCMはすべての生体侵襲に伴う全身性炎症反応をSIRSと定義し，そのうち感染症に伴うSIRSのみをsepsisと呼称すると定義したのでした（**図1b**）。したがって，SIRSの原因疾患には，感染や外傷，熱傷，膵炎などさまざまあり，侵襲によって炎症性

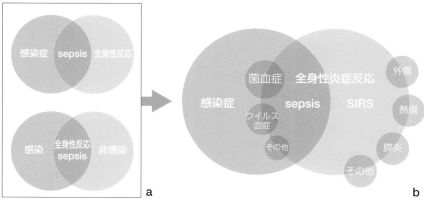

▲従来のsepsisの定義
　感染症のうち全身性反応を呈する病態をsepsisとした定義（上図）や，それに反論し，感染や非感染にかかわらず全身性反応を呈する病態をsepsisとした定義があった（下図）

▲ACCPとSCCMによるsepsisの定義：すべての全身性炎症反応をSIRSと定義し，感染症に伴うSIRSのみをsepsisとする

図1　sepsisとSIRSの定義の変遷

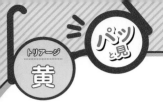

● 表1　SIRS（systemic inflammatory reaponse syndrom）の診断基準

体温	>38℃ または <36℃
心拍数	>90回 /min
呼吸数	>20回 /min または $PaCO_2$<32 mmHg
白血球数	>12,000/μL または <4,000/μL もしくは10% を超える幼若球の出現

以上の4項目のうち2項目以上を満たした場合，SIRS と診断する

サイトカインが過剰に生産され，全身に炎症反応が生じた状態を指します。この全身性というのがミソです。

　SIRSと診断するには，全身性炎症を反映する4項目を検査する必要があります。それが，表1にあげた体温・心拍数・呼吸数・白血球数です。この4項目のうち，2項目以上で異常を認めたらSIRSです。この4項目はどこの医療施設でも簡便かつ迅速に検査ができるので，「見逃してはいけない病態（徴候）」の把握に非常に役立ちます。

　さて，SIRSを引き起こす侵襲（これをfirst attackといいます）は，前述したようにさまざまあり（図2），全身がだるい，何となく熱っぽい，食欲がないなども含まれます。

　よってSIRSの状態になっても，再び正常化してくれば問題はないのです。ところが，侵襲が強かったり，正常化したものの再度同じような侵襲にさらされたりして身体への負荷が強くなると，自分の免疫細胞が暴走し，自分自身の身体を攻撃してしまうことがあります。これを「second attack」といいます。そうなってしまうと悪化のスパイラルに陥ってしまい，本書でいうところの「病態が赤」の状態になり，全身状態が急速に悪化し，場合によっては生命の危機に陥ることがあります。

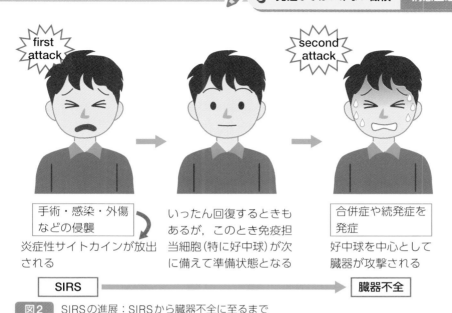

図2　SIRSの進展：SIRSから臓器不全に至るまで

　さて，ここで注意すべきことがあります。SIRSの診断基準は前述し
たように簡便で，「いつでも・どこでも・誰でも」検査ができるため，臨
床現場で重症化する可能性がある患者さんを幅広く拾い上げるには向い
ています。しかし，何が起こっているかを知ることはできないという欠
点があります。このことを，「感度は高いが特異度は低い」といいます。
「SIRSだから大変だ！」「SIRSではないから大丈夫！」と安易に考えず，
1つの情報として患者さんをみる目を養い，"何となく体調がおかしい"
といった状態のときに見逃さず，黄色信号を点すことが大切なのです。
つまりSIRSのねらいは，臓器不全に至らないように初期段階でしっか
り対処しましょうということなのです。そのためには医療職としての観
察と評価の経験が大切です。しかし焦ることはありません。落ち着い
て，目の前の患者さんの症状の一つひとつをよく見て考えてください。

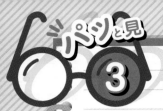

見逃してはいけない徴候

意識障害

刺激に対して開眼はあるが，
寝入ってしまう状態

トリアージ

黄

 観察のポイント

　ここトリアージ「黄」で対象と考える患者さんは，意識障害の評価方法JCSで2桁の状態の方です（→p26 NOTE1）。安静にしていると閉眼していますが，刺激を与えると開眼するというレベルです。おおむね呼吸・循環は保たれていますが，個々の臓器にはダメージがきている状態です。以下の症状がみられたら，このトリアージ「黄」を想定します。

自覚症状：わかりやすい言葉でいえば「かったるい」「しんどい」という状態
脳　　：目は閉じているものの，問いかけ・呼びかけなどの刺激で反応する状態
心臓：心筋収縮がリズミカルではなく不安定な状態。血圧が上がったり下がったり，リズム不整を認める
呼吸：浅い呼吸と深い呼吸が混在
腹部：血流障害に伴う腹痛や，消化不良による嘔吐や下痢あり
手足：血流障害による痛みやチアノーゼなどを認める

　いずれも十分な観察と問診が必要なレベルです。
　患者さんの訴えは全部が全部正しいわけではないということを，忘れないようにしてくださいね。

ここのポイントに気づいていますか？

● 主な疾患のうち低血糖発作を考えてみましょう

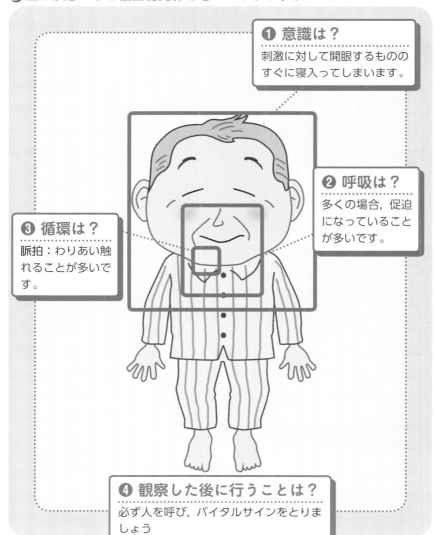

❶ 意識は？
刺激に対して開眼するものの
すぐに寝入ってしまいます。

❷ 呼吸は？
多くの場合，促迫
になっていること
が多いです。

❸ 循環は？
脈拍：わりあい触
れることが多いで
す。

❹ 観察した後に行うことは？
必ず人を呼び，バイタルサインをとりま
しょう

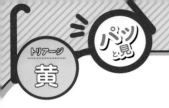

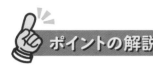

❶ 意識

　まず軽く肩を叩き「大丈夫ですか？」「わかりますか？」と声をかけましょう。想定する意識の確認はp26のNOTE1のJCSレベル2桁で行います。このときの刺激の与え方は，ほんの軽くからやや少し強めまで段階的に行ってください。この段階の患者さんは，目を開けてくれますが，またすぐに閉眼してしまったり，問いかけに反応してくれなかったりします。何か大変なことが起こりかけるぞ，と胸騒ぎがしてしまう状態が，ここトリアージ「黄」の段階です。ここではまず「何か変！」と感じ取ることが大切です。

　ただ，認知症の患者さんの場合には，いつもと比べてどうかということに留意しなければなりません。いつもの状態を把握できていないと，ただ寝ているだけなのに「意識障害だ」と大騒ぎになることもあります。高齢の患者さんは，睡眠導入薬を服用していることも多いので，作用薬が効いているときは，意識障害のトリアージ「黄」そのもののようにみえる反応をします。このことは忘れないでください。

❷ 呼吸

　多くの場合，気道確保をしなくても呼吸はしている状態です。呼吸自体が深かったり浅かったり，あるいは，速かったり遅かったりと，トリアージ「赤→黒」やトリアージ「赤」のように今すぐ処置が必要となるような切迫感はないにしても，どうも何か変だと思ってしまうような状況

● 表1　呼吸数の基準値（年齢別）

年齢	呼吸数（回/min）
新生児（6週間）	35 〜 50
乳児（1歳未満）	30 〜 40
幼児（1 〜 3歳）	20 〜 30
学童（6 〜 12歳）	20
成人（20歳〜）	16 〜 18
65歳以上の高齢者	12 〜 28
80歳以上の高齢者	10 〜 30

です。

　呼吸は，酸素を取り込んで二酸化炭素を吐き出す“ガス交換”の障害が起こっていることが第一に考えられます。ガス交換障害とは，肺胞に空気が入ってきても，血液中にうまく酸素を取り込めていない状態です。これは私たちでも簡単に体感ができます。限界近くまで息を止めてみてください。すると，そのあとハァハァと呼吸が大きく速くなりますね。この状態です。ハァハァといった息をしていたら，身体のなかに二酸化炭素が溜まっている状態と考えます。逆に呼吸が浅く弱く回数が少ないときは，身体のなかで酸素が不足している状態と考えます。

　この呼吸不全はⅠ型呼吸不全とⅡ型呼吸不全に分類されます。そしてⅠ型とⅡ型では，原因疾患も病態も異なります。Ⅰ型とⅡ型の定義は成書で学んでください。

　年齢によって正常呼吸数には差があることは基本として覚えていてください（表1）。

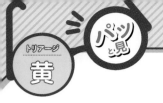

● 表2　脈拍数

心拍数(回/min)	分類
45 〜 85	異常なし
40 〜 44, 86 〜 100	再検査
39以下, 101以上	要治療・要精密検査

③ 循環

　まず，総頸動脈を触れましょう。本書で繰り返し書いておりますが，複数の指，できれば3本の指で触れます。強く触れますか？（＝血圧が高いかもしれません），弱く触れますか？（＝血圧が低いかもしれません），あるいは一定のリズムで拍動していますか？　それとも乱れていますか？（＝不整脈かもしれません），乱れているとしたら規則的ですか？（＝要注意です），バラバラですか？（＝危険な徴候かもしれません）。このように，脈に触れるときは，必ず疑問をもって触れてください（表2）。

④ 観察した後に行うこと

　トリアージ「黄」レベルの方は，災害時には，少し様子観察をしつつ待っていただくことがよいと判断されています。しかし平時で急変のときには，急いで処置を行うことはありませんが，原因を考えつつ，自分1人で対処しないようにしましょう。2人以上で確認し，何が起こっているのだろうかと一呼吸おいて整理してみて，それから，報告をしましょう。

まず考えたい想定疾患

トリアージ「赤」の軽症な病態と考えてください。片麻痺やろれ
つ障害などがみられます

頭部：脳梗塞，脳出血，くも膜下出血，脳腫瘍など

呼吸器：肺炎，慢性呼吸不全の急性増悪による呼吸困難感，異物
　　　　誤嚥など

循環器：狭心症，急性心筋梗塞に伴う胸部不快感，慢性うっ血性
　　　　心不全に伴う動悸，徐脈発作など

消化管：吐血・下血（出血量が少なく血圧に影響のないもの），無
　　　　石性胆囊炎など

四肢：一側肢骨折，末梢動脈血流障害など

想定疾患 は，書ききれないほど数多くあ
ります。
ここ意識障害「黄」の段階の患者さんは疾
患名は同じでも病状によって全く違う徴候
が現れます。各徴候を決して見逃さない
でください。
まさに観察・評価の経験が大切です。

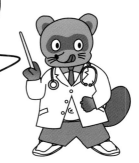

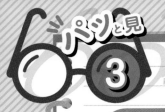

見逃してはいけない徴候

頭　部

意識障害を伴わない神経症状

トリアージ

黄

👆 **観察のポイント**

　ここトリアージ「黄」のレベルで考える脳の病変は，脳梗塞など脳疾患の中等度です。高齢者の患者さんの場合，いままでに経験したことがない感覚が起こっても，様子見をしてしまう傾向が高いです。例えばベッドから転落したあとベッドに上がることに難儀した，寝不足でふらついたなど，脳梗塞の症状が出ているにもかかわらず，筋力低下だろうと軽く考えて放置しがちです。もしくは入院中であれば「夜中に看護師さんに迷惑をかけたくないから」と遠慮することも時どき見受けられます。その結果，発見が遅れてしまい，血栓溶解療法のチャンスを逃してしまうことになるのです。脳梗塞の場合，血栓溶解療法が適応となるのは発症後4.5時間以内です。看護師のあなたは，脳梗塞の早期治療のタイミングを逃さないことが肝要です。患者さんの多彩な訴えを注意深く聴き取り，よく観察してください。様子見とはしないことです。「ペットボトルの蓋が開かない」とコールがあってベッドサイドに行ってみると，右上肢麻痺だったということもあるのです。

　また，高齢者の場合，緑内障発作を忘れないでください。眼の痛みと嘔気が主症状ですが，処置が遅れると失明の危険性があります。

ここのポイントに気づいていますか？

● 主な疾患のうち左中大脳動脈領域の脳梗塞を考えてみましょう

❶ 運動麻痺は？

右側の上下肢が動かなくなっています（四肢麻痺がみられます）。

❷ 前兆は？

一過性脳虚血発作（TIA）があります。意識障害や麻痺などの症状が出て消えるまで数分〜1時間と短いですが，TIAも救急疾患として対処すべきです。

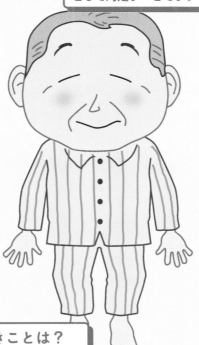

❸ 準備すべきことは？

脳梗塞は発症後4.5時間以内であれば，血栓溶解療法の適応です。画像診断の準備を急いでください。

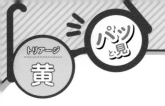

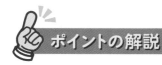

❶ 運動麻痺（四肢麻痺）

脳血管障害では，四肢の麻痺が起こることがあります。確定診断には頭部CT検査や頭部MRI検査を行う必要がありますが，麻痺の有無は，バレー徴候（Barré sign）（**表1**）やシンシナティ病院前脳卒中スケール（Cincinnati Prehospital Stroke Scale：CPSS，**図1**）で評価しましょう。軽度の麻痺がある場合，上肢や下肢に特徴的な症状が現れます。

バレー徴候をみるバレー検査は，検査法が上肢と下肢に分かれています。上肢はバレー検査を用い，下肢はより簡便で有用なミンガツィーニ（Mingazzini）検査で行います。ミンガツィーニ検査は下肢の軽度な運動麻痺を調べるための簡易検査です。麻痺の程度は運動レベルの評価である徒手筋力テスト（manual muscle test：MMT）で簡易的に評価することができます。

片麻痺の症状があり，脳血管障害が疑われる場合は，画像検査の準備をしてください。出血の有無と部位が確定できます。

脳梗塞は再発する可能性が高いと考えてください。まれにではありますが，もともと片麻痺があって，その同側に再発してしまうこともあります。脳梗塞は再発の場合も前兆となる症状があるので，日頃の患者さんの様子をよく観察しておくことが大切です（**表2**）。

脳梗塞は徐々に進行していくものや，突発的に激しい痛みが出現するものなど種類によって特徴は異なりますが，再発のほうが1回目よりも症状・後遺症は共に悪化する傾向があります。脳細胞の損傷範囲が広

● 表1　脳血管障害における四肢の麻痺の検出（徴候と検査法）

バレー徴候〈上肢〉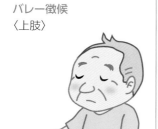	閉眼したまま，両腕を前方に伸ばして手のひらを上に向け，肩の高さまで両腕を水平に挙上してもらい，その姿勢を保持してもらう ➡麻痺側は前腕が回内し，下降する。肘関節の屈曲がみられる
〈下肢〉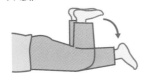	ベッドで腹臥位（うつ伏せ）になり，両膝関節が接しないように90°に曲げ，そのまま保持してもらう ➡麻痺側は下降，落下したり，いったん落下してまた元に戻る
ミンガツィーニ徴候〈上肢〉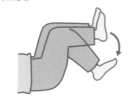	★下肢の場合は，バレー検査よりも簡便な仰臥位（仰向け）の検査であるこのミンガツィーニ検査のほうが有用である ベッドで仰臥位になり，股関節を90°程度屈曲してもらい，下腿をベッドと水平になる状態のまま保持してもらう ➡麻痺側は下降する

　がることが原因です。そして，運動障害が症状として出ていたら，病状は進行していると考えましょう。

　運動障害は筋緊張の状態で痙性麻痺と弛緩性麻痺に分けられ，脳梗塞が生じた部位にもよりますが，一般的には上肢のほうが下肢よりも麻痺は強く出ます。

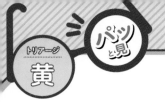

1　顔面の下垂：歯を見せるように，あるいは笑ってもらう
　　　正常：顔面の両側が左右対称に等しく動く
　　　異常：顔面の動きが左右非対象

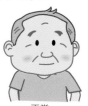 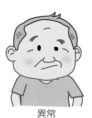

正常　　　　　　異常

2　上肢の動揺：閉眼させ，10秒間上肢を挙上させる
　　　正常：両側が同様に動き，水平を保持できる
　　　異常：片方の上肢が挙がらないか，もう一方と比べてふらふらと下がり保持
　　　　　　　できない

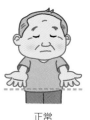 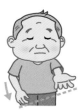

正常　　　　　　異常

3　言語の異常（構音障害）
　　　正常：不明瞭な発語はなく，正確に言葉を話す
　　　異常：不明瞭な発語や単語を間違える，あるいはまったく話せない

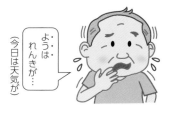

よ・・・は・・・れんきが・・・
（今日は天気が）

＊上記3徴候のうち1つでも異常ならば，脳卒中の可能性は72％，3つの所見す
　べてが認められれば脳卒中の確率は85％を超えるといわれています

図1　シンシナティ病院前脳卒中スケール（Cincinnati Prehospital Stroke Scale：CPSS）

● 表2　脳梗塞の再発：前兆となる代表的な症状

視覚障害	視野が狭くなる，物が二重に見える，目の焦点が合わない，片方の目に膜がかかっているように見える　など
言語障害	ろれつがまわらない，急に言葉が出なくなったラ行とパ行が発音できない　など
一過性脳虚血発作	手足のしびれや脱力など（症状は血流が低下した部位によって異なる）

- 痙性麻痺：足全体が1本の棒のように突っ張る。麻痺した手が屈曲して固まったまま動かすことができない
- 弛緩性麻痺：筋肉が弛緩（ぐにゃぐにゃになる）し，自分の意思で動かすことができない

❷ 前兆

　脳梗塞とは，脳の血管が完全に詰まったがために脳細胞が死滅してしまった状態ですが，この脳梗塞の前兆症状に，一過性脳虚血発作（transient ischemic attack：TIA）があります。「一過性」とは文字どおり，症状が一時的ですぐに消失することです。片麻痺や言語障害，視力障害など脳梗塞と似た症状が現れ短時間で消失するので，患者さん本人も軽視もしくは様子見をする傾向があります。しかし，TIAは発症直後ほど脳梗塞を続発する危険性が高いため，見逃さずに脳梗塞につながる救急疾患として対処しましょう。患者さんをパッと見て，何かが違うと疑うこと，その目を大事にしてください。疑うことからすべてははじまります。一過性のため，脳に梗塞巣はなく，一時的に血管が詰まったり血液量が減じたりしただけですので，血流が戻れば画像診断でも確認することができません。

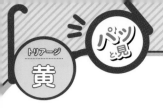

❸ 準備すべきこと

脳梗塞を含め，脳血管障害の治療は時間との勝負です。

脳動脈の狭窄や閉塞で血流が妨げられると虚血（動脈血液量の不足による酸素不足）になり，時間の経過とともに脳組織は壊死します。壊死した脳組織は元に戻りません。「脳梗塞の治療は発症後4.5時間以内なら静注血栓溶解（rt-PA）療法を行う」と覚えてください。発症後4.5時間以内に血管を再開通させることができたら，重い後遺症のリスクを減じることが可能です。rt-PA療法とは，脳の血管に詰まった血栓などの塞栓子を溶解する方法のことで，rt-PAとはアルテプラーゼという血栓溶解薬を指します。

これが急性期脳梗塞に対する標準的な治療ですが，血栓を溶かす作用が強いため，合併症として出血を引き起こすリスクがあります。既往歴等で適用には条件があることも覚えていてください。rt-PA療法が困難な場合は，カテーテルによる血栓回収や狭窄部の血管拡張といった血管内治療が行われます。

 まず考えたい想定疾患

脳疾患：脳梗塞，脳腫瘍，脳出血など
想定疾患はトリアージ「黄」と同じですが，病変の場所と腫瘍の大きさで症状が変わります。
また，同じ大きさの腫瘍でも，場所によって症状が異なります。

NOTE

脳卒中とは：脳梗塞・脳出血・くも膜下出血との違い

　脳卒中とは，脳に血液が流れなくなった結果，脳の神経細胞が壊死した病態全般を指す言葉です。その原因によって，脳梗塞や脳出血，くも膜下出血等に分類されます。

- 虚血性脳卒中：脳梗塞など
- 出血性脳卒中：脳出血，くも膜下出血，脳動静脈奇形による頭蓋内出血など

　つまり，脳梗塞は血管の詰まり，脳出血やくも膜下出血等は血管の破れによるものです。症状からは区別が判然としないこともあるため，とりあえず脳卒中と病名をつけて検査をすすめていきます。

表　脳血管障害による疾患名とその特徴

疾患	特徴
一過性脳虚血発作（TIA）	多くが数分〜1時間以内で症状が消失（30分程度）。脳梗塞の前兆としてまるで脳梗塞と同じような症状が現れる。約半数は48時間以内に脳梗塞を発症する
脳梗塞	もっとも多い脳血管障害。4.5時間以内にrt-PA療法を行えば救命率が高まる。アテローム血栓性脳梗塞・心原性脳塞栓症・ラクナ梗塞に大別される。片麻痺，感覚障害，言語障害など重大な後遺症を残すことがある
脳出血	出血量が少なければ軽症ですが，片麻痺や嚥下障害など重大な後遺症が残りやすい。出血する部位により症状が異なる。目の症状として，共同偏視がみられることが特徴。脳出血の約80％が高血圧性脳出血。寝たきりになる原因の1位
くも膜下出血	悪心・嘔吐を伴い，いままでに経験したことのないような激しい頭痛が突然発症。80〜85％が脳動脈の破裂で起こる。突発的な症状が重症であるほど予後も悪いことが多い

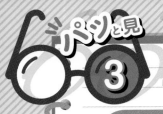

胸 部

強い呼吸困難感，一過性の胸痛，動悸

トリアージ

黄

 観察のポイント

　日常診療で頻度が高いのは，胸痛を訴える患者さんです。その場合はすぐに問診とバイタルサインをとり，循環不全や呼吸不全がないかを確認する必要があります。胸痛だけでなく，このトリアージ「黄」の患者さんは自分で訴えることができる人たちですから，注意深く問診しましょう。しかし胸痛がしだいに増悪してくる場合には，心臓由来と考えて，詳細な問診よりもまず心電図をとることが大切です。

　バイタルサインが安定しているときは，循環器疾患や呼吸器疾患，整形外科疾患等を考えて診察します。胸部の視診では胸郭に変形はないか，左右差はないか，聴診では異常音が聴こえないか，などです。

　問診では忘れないように，身体を「どこかでぶつけましたか？」「強くひねりましたか？」と質問して整形外科領域をチェックしましょう。高齢の患者さんの場合，けっこう聞き出さないと話してくれないことがあります。また，主訴と症状が解離している場合もありますので，問診のときは注意してください。

ここのポイントに気づいていますか？

● 主な疾患のうち気管支喘息を考えてみましょう

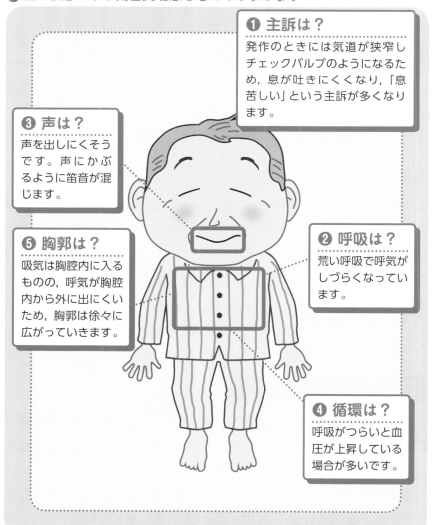

❶ 主訴は？
発作のときには気道が狭窄しチェックバルブのようになるため，息が吐きにくくなり，「息苦しい」という主訴が多くなります。

❸ 声は？
声を出しにくそうです。声にかぶるように笛音が混じます。

❺ 胸郭は？
吸気は胸腔内に入るものの，呼気が胸腔内から外に出にくいため，胸郭は徐々に広がっていきます。

❷ 呼吸は？
荒い呼吸で呼気がしづらくなっています。

❹ 循環は？
呼吸がつらいと血圧が上昇している場合が多いです。

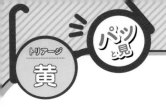

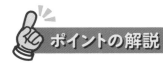

ポイントの解説

❶ 主訴

　患者さんの訴えは多彩ですが，この「黄」のレベルの訴えは注意深く傾聴しなければなりません。特に「胸が痛い！」という言葉は要注意です。呼吸の問題なのか，循環の問題なのか，あるいは胸郭の問題なのかわからないのです。

　問診をとって，呼吸器と循環器のどちらに原因があるかを推測することが大切になります。胸痛は心疾患に限らず，その原因は多岐にわたります。どんな痛みか（強さの程度も含む）・痛みを感じる部位はどこか・いつから痛いか・どんなときに痛いかを問診していくと，ある程度想定することができます。「胸が苦しい」という主訴も同様で，詳細な問診が大切です。それによって治療法も変わってきます。「胸が痛い」「胸が苦しい」という主訴で，生命に危険があるのはどんな疾患かを覚えておくと，問診のときに役立ちます。

❷ 呼吸

　「息が苦しいんです！」も患者さんからよく聞く訴えです。息が苦しいのは呼気のときに吐けないからか？　吸気のときに吸えないからか？　で病態が変わります。

　呼気で吐けないときは喘息のように気道が狭くなっていることが多く，吸気で吸えないときは異物による窒息が多いです。呼吸のときの副雑音（濁音）も呼気か？　吸気か？　でわかります（**図1**，**表1**）。呼吸音

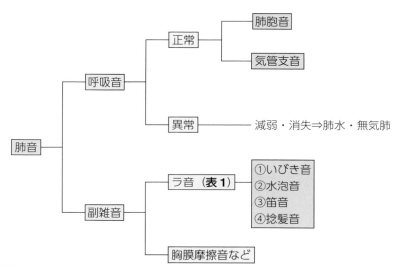

図1 呼吸音と副雑音の分類

● 表1　ラ音の種類

種類と聴こえ方	音の高さ	音の特徴	発生部位	原因⇒考えられる疾患
①いびき音 （ゴォーゴォー）	低い	連続音	太い気管支	中枢気道の狭窄⇒異物,声帯麻痺など
②水泡音（ブクブク）		断続音		中枢気道の痰,もしくは水分過剰⇒喀痰の存在,肺水腫など
③笛音（ヒューヒュー）	高い	連続音	細い気管支	末梢気道の狭窄⇒喘息など
④捻髪音 （パチパチ,パリパリ）		断続音		末梢気道の破壊⇒肺気腫,肺線維症など

・音の高低は,狭窄の違いによるもので,狭窄が強いほど音は高くなります
・連続音は空気の通り道が狭いことを意味し,気道狭窄（中枢気道,末梢気道）が起こっていることを示します

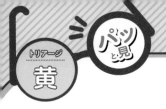
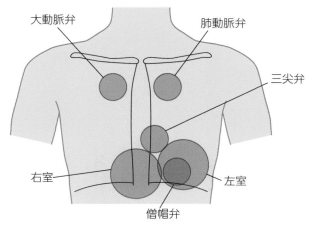

大動脈弁

肺動脈弁

三尖弁

右室

左室

僧帽弁

図2 心音の位置と聴取できる部位の関係
心音は聴診器を当てる位置により，心臓のどの部分を反映しているのか目安がつきます。弁の狭窄による収縮期雑音，弁の閉鎖不全による拡張期雑音，心室内の乱流を表す「キュルキュル」という音を見逃さないようにしましょう

の異常は聴診器を当てなければわからないものではありません（**図2**）。患者さんの背部に両手を軽く当ててみてください。手に振動が触れることで感じ取れます。

❸ 声

　問診したときの患者さんの声にも注意しましょう。慢性うっ血性心不全の増悪のときなど，水泡音が聴こえることがあります。これは，心不全に伴う肺水腫を起こしかけているときによくみられます。間違えやすいのが喘息のときです。軽発作のときにも咳込みながらヒューヒューという笛音が隠れている咳をしがちです。声以外では咳でも多くのことがわかります。肺炎などで痰が多いときには，会話にならないくらいに咳き込むでしょう。

❹ 循環

　循環器疾患で代表的なものは，心筋梗塞と狭心症です。そのため，患者さんから「胸が絞めつけられるように痛い」「圧迫感がある」と訴えられたら，この2つをすぐに想定するかもしれませんが，胸痛を訴えて外来を受診する患者さんの半数以上は，心臓が原因ではなく，消化器症状による痛みによるともいわれています。パニック障害など精神的な原因で胸痛が起こることもあります。

　ただ，胸痛が20〜30分以上持続する場合は，急性心筋梗塞を起こしているかもしれません。狭心症の場合の胸痛は，階段を上がったり荷物を持ち上げたりした後に発作が起こり，安静にすると楽になるというのが典型的です。ここトリアージ「黄」では，胸痛が起こる疾患は数多く，心筋梗塞と狭心症だけではないことを覚えて，胸痛の各特徴を身につけていってください。

❺ 胸郭

　転落転倒して動けなくなった場合などでは胸郭に注意してください。外傷の場合には，痛みの箇所の観察が欠かせません。とくにトリアージ「黄」のレベルの患者さんは，訴えることはできても動けない状態です。胸郭が痛くて動けないということは，痛みの程度が強く，場合によっては，骨折の可能性も考えなければなりません。

　あまり知られていないことかもしれませんが，胸膜炎の場合も，患者さんは胸郭の痛みを訴えることがあります（**図3**）。

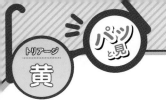

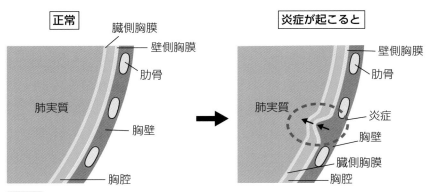

| 正常 | 炎症が起こると |

臓側胸膜
壁側胸膜
肋骨
肺実質
胸壁
胸腔

壁側胸膜
肋骨
肺実質
炎症
胸壁
臓側胸膜
胸腔

 胸壁と炎症

呼吸をするときに，胸腔にスペースがあるとスムーズに肺実質が動けるため痛みはありませんが，肺に炎症が起こり肺実質が腫脹したり，あるいは肺実質が縮小し癒着しはじめると，スムーズな動きが制限されてしまいます。その動きの悪さを私たちは胸郭の痛みと感知します

まず考えたい想定疾患

呼吸器：肺炎，肺がん，気管支喘息など

循環器：急性心筋梗塞，狭心症，不整脈（期外収縮）など

血管系：胸部大動脈瘤，解離性大動脈瘤など

胸郭　：肋骨骨折，胸椎圧迫骨折，胸膜炎など

呼吸音の聴診とラ音の種類

看護師にとって呼吸音の聴診は，身につけておかなければならない重要なスキルです。
異常な呼吸音のことを「副雑音」といいます。自分が聴いた音を正しく言語化して伝えることができるように，表1のラ音の種類を覚えておきましょう。

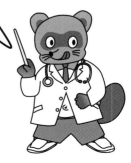

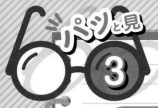

見逃してはいけない徴候

腹 部

腹壁緊張を伴わない腹痛
悪心・嘔吐, 吐血・下血

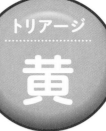

トリアージ

黄

観察のポイント

　トリアージ「黄」の病態の患者さんは意識があり, 自分で強い腹痛を医療者に訴えることができるレベルです。腹壁の緊張を伴わないため, 強い腹痛であっても, 予後不良のサインである筋性防御や反跳痛は起こりません。患者さんの主訴が心窩部痛（しんかぶつう）であれば, 胃をはじめとする上部消化管の疾患（胃潰瘍など）を, 右季肋部痛であれば胆嚢炎をというように, 痛みの箇所からまず疾患名を類推します。強い腹痛を訴える患者さんが多いので, アセスメントは侵襲を少なくするため, 「視診→聴診→触診→打診」の順で行います。打診は必要時に行ってください。

　このトリアージ「黄」で注意すべき点は, 腹痛を訴える患者さんの自覚症状と所見が解離している場合が多いということです。腹部の痛みの訴えに関しては, 消化管・臓器中心ではなく, 大きく捉える観察眼が必要です。腹痛であっても, 尿管結石などの泌尿器科疾患や婦人科疾患による痛みも少なくありません。体性痛と違って内臓痛は, 本人の痛みの位置把握はあいまいで, わかりやすく表現できるとは限らないため, 看護師のあなたから, 受け身ではなく積極的に, 注意深い問診を行う必要があります。

ここのポイントに気づいていますか？

● 主な疾患のうち胃潰瘍・十二指腸潰瘍を考えてみましょう

❶ 自覚症状は？

多くは心窩部痛です。胃潰瘍では食後，十二指腸潰瘍では空腹時や夜間に起こります。激痛が生じた場合は，胃粘膜に穴があいた穿孔性潰瘍が疑われ要注意です。十二指腸潰瘍の場合，潰瘍の状態が悪くても自覚症状を認めない場合があります。

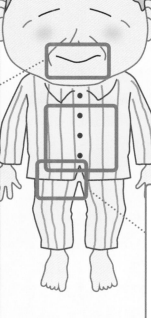

❷ 悪心・嘔吐は？

胃酸過多になると，悪心・嘔吐，呑酸，胸やけなどが起こります。口臭なども起こりやすい症状です。

❸ 吐血・下血は？

出血は潰瘍からのものです。潰瘍が深く血管の上に形成されていると吐血や下血が起こります。胃潰瘍も十二指腸潰瘍も吐血はコーヒー残渣様，下血は粘度のあるタール便です。出血が多い場合は穿孔を疑います。

❹ 背部痛は？

背中や腰に痛みが生じていたら，炎症が周囲に及んでいる可能性があります。とくに十二指腸潰瘍は症状に気づきにくい厄介な疾患なので，多くの患者さんが訴える背中や腰の痛みに注意してください。

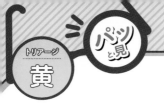

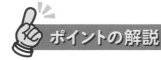

ポイントの解説

❶ 自覚症状

　問診しながら，患者さんが痛みを訴える箇所の同定をします。上腹部か，下腹部か，右側か左側か，痛む部位を患者さん本人に説明をしてもらいます。そのとき，多くの患者さんは罹患臓器の直上の部位を示す傾向があります。そのほか，関連痛（異所性疼痛）の場所を示す患者さんがいることも覚えておきましょう。

●関連痛とは

　関連痛とは，脳のいわゆる誤認識（勘違い）によって，内臓の痛みを身体表面（皮膚表面や筋肉）の痛みだと感じてしまう現象を指します。なぜ脳が間違えるかというと，内臓痛の刺激情報を伝えるニューロン（神経細胞）と体性痛（皮膚の痛覚）を支配しているニューロンが，一緒に脊髄に入る（脊髄視床路の神経に接続される）ため，大脳皮質体性感覚野が内臓痛を皮膚の痛みと誤って認識してしまうためです。

　例えば胆石だと腰や上腹部に関連痛が起こり，膵炎や膵臓がんは背中や腰に，心筋梗塞は左肩や左上腕内側，左手の小指側になど，それぞれの臓器によって関連痛が生じる部位は決まっています。したがって，代表的な関連痛の有無と場所を知っておくことは，臨床的に重要ですし，診断のコツ・ポイントになります。

　関連痛のしくみを理解し，疼痛の原因である臓器をある程度特定できるようになりましょう。関連痛の存在は，疑わなければ何もはじまりま

せんし，疑わなければ，重篤な内臓疾患を見落としてしまう可能性がある，ということです。例えば問診で，患者さんから「階段を上がると左肩が痛い」と言われたとき，肩は階段を上がったり下りたりするときに使用する関節とは異なるので，狭心症もしくは心筋梗塞の症状かなと疑うことができれば，左右どちらの肩が痛いか質問ができます。

　ところで，下記に関連痛とよく似た放散痛の違いを述べておきます。発生のメカニズムの違いを理解してください。

●放散痛とは

　関連痛が生じる主な原因は内臓ですが，関連痛のなかの放散痛は，末梢神経などが圧迫されることにより，痛みが末梢神経に沿って広がる現象です。脳の誤認識ではなく，神経そのものが感じている痛みです。

　よく見かけるのが，患者さんが手のひらで「この辺が痛い」と前胸部を指す動作です。もしも患者さんが「ここが痛い」と指で1か所を刺し，限局した痛みを訴える場合は，放散痛とは違った別の疾患を考えてください。

　内臓疾患を見落とさないためには，関連痛および放散痛の知識をもって，次にあげる痛みの鑑別①〜⑦をきちんと問診で診療することが大切になります。

●腹痛の問診のポイント

痛みの鑑別で重要なのは，
① いつから痛みが起こったか（時間）
② どこが痛いか（痛みの部位）

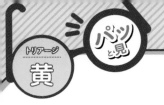
③ 痛みの始まり方（突然かそうでないか）

④ どのような痛みか（強さなど）

⑤ どのようなときに痛みが起こりやすいか

⑥ 内臓で気になるところはないか

⑦ 既往歴

です。

他項でも記しましたが，痛みの問診ではあいまいな聞き方をしないということをしっかり覚えておきましょう。例えばよくある「急に痛くなりましたか」という聞き方はあいまいな問診です。なぜなら患者さんによって答えがまちまちになるからです。「突然」に痛みが起こった人はもちろん，「数分のうちに痛みが増強した」人も，人によっては，「急に痛くなった」と思える範囲だからです。主観的な答えにならざるを得ない質問の仕方は避けることが肝要です（p122の表2参照）。

つまり，痛みの問診のポイントは，「急に痛くなりましたか」ではなく，「いつから痛くなりましたか」とピンポイントで具体的に聴くことです。患者さんによって答えが異なるから，という理由だけではなく，いつから痛くなったと，そのときの状況を明確に答えることができる患者さんは，その痛みが突然起こったことの証左です。ここがポイントです。

痛みの問診では，突然か突然でないかを明確にする必要があります。なぜなら，突然起こった痛みのほうが，数分かけて痛みが増強する疾患よりも緊急処置を要する疾患が多いからです。

❷ 悪心・嘔吐

腹部疾患では，消化管の機能障害等で悪心・嘔吐を伴う疾患が多く，したがって，この悪心（嘔気）・嘔吐，吐血・下血という単語が頻出しま

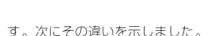

す。次にその違いを示しました。

　まず，「悪心」と「嘔気」の意味は同一です。どちらも，いわゆる「吐き気」のことで，「いまにも吐きそう」という差し迫った感覚のことです。

　一方，「嘔吐」は，十二指腸を経て小腸にいくべき内容物が逆流してしまったために胃を強く収縮させ，その結果，胃の内容物が食道に押し上げられ，口から排出された現象を指します。

❸ 吐血・下血

　吐血と下血は，十二指腸にあるトライツ（Treitz）靱帯（**図1**）を境にして，上部からの出血源を吐血，下部からの出血源を下血と分類します。各々の原因と主な疾患は**表1・2**を参照してください。

　吐血をしている患者さんを診察する場合，喀血との鑑別が重要です。

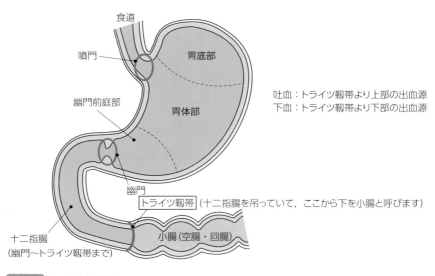

吐血：トライツ靱帯より上部の出血源
下血：トライツ靱帯より下部の出血源

図1　トライツ靱帯

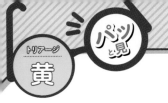
● 表1　吐血を伴う主な疾患：原因と症状

主な疾患	主な原因	吐血の色	症状など
胃潰瘍・十二指腸潰瘍	ヘリコバクター・ピロリ感染，非ステロイド性抗炎症薬(NSAIDs)の服用，ストレス	コーヒー残渣様(鮮紅色,暗赤色)	吐血，下血。一般的に胃潰瘍では吐血，十二指腸潰瘍では下血が多い。出血量が多いと赤色の吐血・下血も起こしうる。上腹部を中心とした疼痛が多く，胃潰瘍は食後，十二指腸潰瘍は空腹時に痛みが増強する。めまい，冷や汗
胃がん	ヘリコバクター・ピロリ感染	暗赤色,コーヒー残渣様	心窩部痛，食欲不振，腹部膨満感。下血
急性胃粘膜病変(AGML)	ストレス，アルコール摂取，非ステロイド性抗炎症薬(NSAIDs)の過度の服用	暗赤色,コーヒー残渣様	男性に多い疾患。主症状は急激に起こる上腹部痛。悪心・嘔吐。時に吐血・下血。腹部膨満感
出血性胃炎	胃粘膜の血流障害(アルコール摂取，中枢神経障害，ストレスなど)	暗赤色	上腹部痛，悪心・嘔吐，発熱，貧血。下血をみることもある
食道静脈瘤	肝硬変による門脈圧の亢進	鮮紅色	吐血が主症状。破裂した場合に多量出血でショック状態になる頻度が高い
マロリーワイス症候群	繰り返す嘔吐による粘膜(食道と胃の境目)の裂傷。原因は嘔吐を誘発するすべて(急性アルコール中毒，食中毒など)	鮮紅色	男性に多い疾患。吐血が主症状だが，約10%に下血(タール便)あり。多量出血によりショック状態になることもある

　吐血では悪心・嘔吐を伴うことが多く，喀血では咳や痰を伴うことが多いです。吐血は暗赤色が多く，コーヒー残渣様で塊様のため凝固しやすく，喀血の多くは鮮紅色で泡立っています。凝固はしにくいです。喀

● 表2　下血を伴う主な疾患：原因と症状

主な疾患	主な原因	下血の色	症状など
潰瘍性大腸炎	原因不明	暗赤色	主な症状は下血。腹痛，発熱，頻脈，下痢
虚血性腸炎	動脈硬化。突然または一過性の血流障害による大腸の炎症	暗赤色	突然の腹痛（左側腹部〜下腹部）と下痢，下血
薬剤性腸炎	抗生物質や非ステロイド性抗炎症薬（NSAIDs）等の薬剤による消化管の粘膜障害	暗赤色	腹痛，発熱，下痢，下血
感染性腸炎	細菌，ウイルスなどの感染による腸の障害	暗赤色	腹痛，下痢，下血，発熱，悪心・嘔吐
大腸憩室炎・憩室出血	原因不明	鮮紅色	限局的な腹痛
大腸ポリープ・大腸がん	加齢，食生活の生活習慣など	暗赤色	早期ではほとんどが無症状だが，進行すると下血しやすい
胃がん	表1参照	タール便	表1参照
十二指腸潰瘍	表1参照	タール便	表1参照
痔核	肛門の粘膜下の増大	鮮紅色	強い肛門痛。新鮮血

血は吐血と違い，大量出血をきたすことはほとんどありませんが，血液で気管や気管支を防ぐと窒息に至り危険です。

　下血は，肛門からの出血で，タール便（黒色便）と鮮血便（血便）に分類されます。胃や十二指腸など，肛門から遠い部位からの出血ほど便の色は黒くなります。

　胃潰瘍は吐血や下血によって気づくのが早いのですが，十二指腸潰瘍は出血をしていても気づきにくい疾患で，血便が出て気づいた頃には多量の消化管出血が起こっているというケースが多いので要注意です。ただ十二指腸潰瘍の患者さんは，後述しますが，背中や腰が痛くなるケー

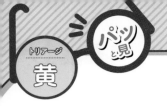

スが非常に多いので，それを特徴として覚えていてください。

　悪心（嘔気）・嘔吐，吐血・下血は，いずれも消化器症状なので，この現象の有無が消化器疾患を推定するうえで有力な情報になります。そして悪心・嘔吐が起こった場合は，その性状（悪心のみか・嘔吐したか，嘔吐した場合は発症時の状況，吐物の内容，随伴症状等）を聞き出すことで緊急性が異なってきます。

　ところで，上記消化器症状以外のチェック項目として下痢の有無があります。下痢症状は，トリアージ「黒→赤」「赤」ほど緊急性はありませんが，感染性胃腸炎を発症していた場合は要注意となります。

❹ 背部痛

　ここトリアージ「黄」では，背中や腰が痛いという主訴もあります。例えば，p155の主な疾患で取り上げた十二指腸潰瘍は，発生のメカニズムは胃潰瘍と同じで，胃酸と胃粘液の分泌バランスが崩れて潰瘍が生じたのですが，前述したように，胃潰瘍と違って症状に気づきにくい非常に厄介な疾患です。なぜ気づきにくいかというと，十二指腸には弁があるため，炎症が進んで出血していても体外に出てきません。ここが，吐血や下血で気づきが早い胃潰瘍との違いです。主な症状が，背中や腰の痛みですから，ここを見逃さないようにしてください。

　そのほか，膵臓，腎臓など，腹部臓器のなかでも後腹膜に位置する臓器の痛みは背部痛になるということも覚えておいてください。例えば慢性膵炎では心窩部（みぞおち）から背中に抜けるような痛みが生じます。糖尿病や膵臓がんなどの合併症を起こさないためにも早期発見が重要です。背中と腰部に痛みが走る主な腹部の疾患を**表3・4**に記しま

した。

まず考えたい想定疾患 はp61の図3を参照してください。

● 表3　背部痛が生じる腹部の主な疾患

主な疾患名	背部痛以外の症状
虚血性心疾患	胸痛や胸部の苦悶感，肩から上腕にかけての疼痛，悪心・嘔吐。高齢者では腹痛や腹部不快感がある。場合によっては下顎痛や歯痛あり
胃潰瘍・十二指腸潰瘍	腹痛，出血。胃潰瘍では食後，十二指腸潰瘍では空腹時に痛みが増強しやすい
胆石症	腹痛，発熱，黄疸。食後に季肋部痛が起こる。痛みは鈍痛や鋭利痛がある
急性膵炎	初期症状は上腹部の激痛。持続性の痛み
膵臓がん	腹痛。症状が出にくい
腎盂腎炎	高熱，膀胱炎症状（排尿時痛，頻尿，残尿感）
腹部大動脈瘤破裂	腹痛，出血性ショック
大動脈解離	突然の激痛。持続性の痛み
帯状疱疹ヘルペス	脇腹や胸，背中の一部がビリビリ痛い。痛みは片側性

● 表4　腰痛が生じる腹部の主な疾患

主な疾患名	腰痛以外の症状
大動脈解離	突然の激痛。持続性の痛み
急性虫垂炎	右下腹部痛，悪心・嘔吐，発熱
胃潰瘍・十二指腸潰瘍	腹痛。出血。胃潰瘍では食後，十二指腸潰瘍では空腹時に痛みが増強しやすい
膵疾患	腹痛，脂肪便，下痢
腎盂腎炎	発熱，悪寒戦慄，尿の混濁
腎結石	血尿，悪心・嘔吐。背中や脇腹，下腹部に激痛が起こる
尿管結石	血尿，疝痛

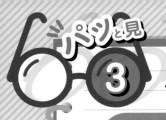

四肢

骨折を伴わない整形外科疾患，
靱帯損傷，痛みを伴う浮腫

トリアージ
黄

観察のポイント

　ここトリアージ「黄」では，浮腫（特に下肢浮腫）や四肢の痛みについて解説していきます。

　まず浮腫とは，皮下組織に体液（間質液）がたまった状態を指します。浮腫には全身性と局所性がありますが，高齢者に最も多いのが「下肢浮腫」です（図1）。看護師さんのなかには，慢性疾患の患者さんなどの浮腫は仕方がないとみなしてケアを半ば諦めている方も少なくないかと思いますが，高齢者の下肢浮腫は，重症化すると下肢の関節可動域が縮小するため，活動性を低下させたり，転倒のリスクが高まる可能性があります。看過してはいけません。

　治療の基本は，薬物療法・食事療法・安静療法ですが，適切な治療を行うには浮腫の原因を正しく鑑別することが鍵となります。問診では，浮腫の経過，朝夕の違い，体重増加の有無，基礎疾患の有無，病歴，薬剤歴等を確認してください。身体所見ではまず第一に，全身性か局所性か，圧痕性か非圧痕性かを見極めることが重要です。ほとんどの浮腫が圧痕性浮腫ですが，両側なのか・片側なのかを見ながら診断を考えていきます。

ここのポイントに気づいていますか？

● 主な疾患のうち下肢浮腫を考えてみましょう

❶ 基礎疾患は？
うっ血性心不全，腎疾患（急性腎炎など），肝硬変などです。

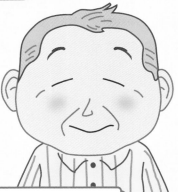

❷ 浮腫は両側性？　片側性？
両側性は全身性疾患に由来し，片側性は急性では深部静脈血栓，慢性では静脈不全が原因の場合が多いです。

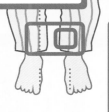

❸ 痛みは？
リンパ浮腫による疼痛は基本的にはないのですが，下肢静脈瘤が進行すると，静脈の炎症や血栓の発生などで強い疼痛を覚えます。

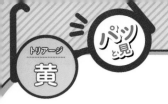

ポイントの解説

❶ 基礎疾患

　浮腫はその発生場所（全身性か局所性か）で，原因疾患が異なってきます。浮腫のうち，80 ～ 90 ％が全身性浮腫です。全身性浮腫は，はじめは顔や下肢などにみられ，左右対称です。また，歩行が可能な患者さんでは下肢に，仰臥位中心の患者さんでは背中や後頭部に浮腫が多くみられます。一方，局所性浮腫は，限られた部位にある浮腫で，左右非対称

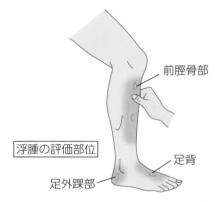

前脛骨部

浮腫の評価部位

足背

足外踝部

正常：わずかに圧痕を認める（痕跡）
軽症：明らかに圧痕を認める
中等：静脈や骨が不明瞭
重症：一見して浮腫がわかる

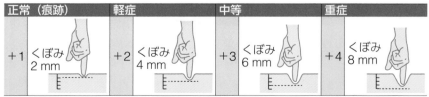

正常（痕跡）	軽症	中等	重症
+1 くぼみ 2 mm	+2 くぼみ 4 mm	+3 くぼみ 6 mm	+4 くぼみ 8 mm

前脛骨部を母指で 10 秒以上圧迫し，くぼみの深さを計測する

図1　浮腫の評価方法

● 表1　下肢浮腫をきたす主な疾患

全身性浮腫	局所性浮腫
・うっ血性心不全 ・腎疾患(ネフローゼ症候群, 急性腎炎) ・肝硬変 ・甲状腺機能低下症 ・薬剤性浮腫 ・特発性浮腫 　など	・静脈性浮腫(下肢静脈瘤, 慢性下肢静脈不全, 深部静脈血栓症など) ・リンパ浮腫 ・麻痺性浮腫 ・その他(アレルギー性疾患, 外傷, 関節・筋・骨疾患, 下肢の炎症性疾患など)

に出現します。

　高齢者に多い下肢浮腫(**図1**)は, 全身疾患の臨床症状(慢性)として出現するものと, 加齢によってできるものとが混在しています。主な疾患を**表1**に示しました。

　浮腫で注意すべきことは, 循環血漿量の過不足です。浮腫があると必ず循環血漿量が増加しているとは限りません。脱水の可能性もあります。安易に利尿薬を用いて, 脱水症状を助長してしまわないように注意することが大切です。

　また, 疾患がなくて高齢者に浮腫が生じている場合は, 慢性下腿浮腫をまず考えましょう。これは長時間, 同じ姿勢で車いすや椅子に座っていたために下肢の血流が滞ってしまい, 血液中の余分な水分が血管の外に漏出した結果, 浮腫が生じたものです。重症化すると, 足に痛みが生じ, 自力歩行が困難になります。

❷ 両側性と片側性(全身性と局所性)

　まず最初に行うことは両側性か片側性かを判断することです(**図2**)。

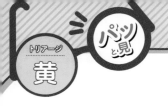

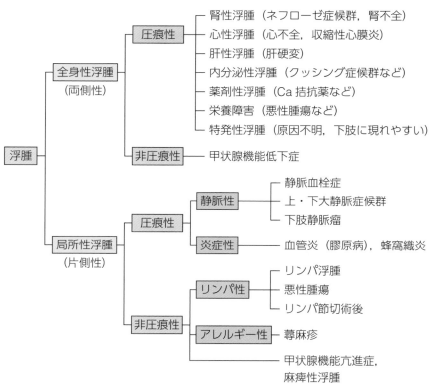

全身性浮腫：顔や腹部をはじめ全身的に浮腫がみられる状態
局所性浮腫：手指や足など局所にのみ浮腫がみられる状態
圧痕性浮腫：水分のみが間質に貯留しているため，軽い圧迫で痕が残る状態
非圧痕性浮腫：水分とともに，ムコ多糖類やたんぱくなどの血漿由来の物質が蓄積
　　　　　　　するため，圧痕が速やかに戻る状態

図2 浮腫の分類

両側性の下肢浮腫の場合は，「全身疾患が原因」と考えてください。例えば，肝硬変や腎不全などです。肝硬変では，肝臓でたんぱく質の産生が低下し，低たんぱく血症になるため，血管内の水分が減少し血管外に水分と塩分が増えるため浮腫が生じます。腎不全では，尿中にたんぱくが排出されアルブミンが減少するため，血漿膠質浸透圧が下降し水分が組織間に漏出するため浮腫が起こります。

片側性の下肢浮腫は「その足全体に原因がある」とみなし，静脈血栓症を考えてください。発赤や疼痛，局所の熱感といった感染徴候が明らかで炎症所見が陽性の場合は，深部静脈血栓症の可能性があり，生命にかかわることがあるため，要注意です。手術創がある下肢の浮腫では，静脈還流障害を考えましょう。

浮腫によって脆弱化した皮膚や粘膜は，傷害されやすいため易感染状態です。スキンケアにより皮膚の清潔と保湿を保ち，新たなトラブルを引き起こさないようにしましょう。

高齢者の浮腫，特に下肢の浮腫は高齢者の約1割にみられるといわれ，冒頭で示したように，ケアを諦めたりしている医療者は少なくないかもしれません。確かに生活習慣による浮腫や加齢による身体の変化もありますが，重篤な疾患によることもあるので軽視してはいけません。

浮腫により血行が悪くなると，筋肉もこわばりやすくなります。そしてそれは身体機能を下げる要因になります。浮腫が強くなると，膝や足首の動きが悪くなり，転倒のリスクも高まります。

❸ 痛み（深部痛）

浮腫は進行してくると疼痛を伴いますが，浮腫の痛みは，深部痛です。

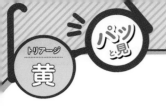

痛みにはいろいろな種類がありますので，その機序を**図3**で確認してください。

　まず，ヒトの痛みには，「感覚による痛み（体性痛と内臓痛）」と「感覚によらない痛み（神経因性疼痛）」があります。

　浮腫の痛みのような深部痛は，鈍く疼くような痛みで，筋膜・腱・靱帯・関節包・骨膜・骨格筋などで生じる限局性の痛みです。深部痛の閾値は骨膜で最も低く，骨格筋で最も高いです。この閾値は，他項でも説明しましたが，「閾値が低い」ほど痛みに対して敏感で，「閾値が高い」ほど痛みに関して鈍いといえます。つまり「痛みの閾値」とは，痛みの感じやすさのことです。

　・痛みの閾値が下がる→痛みが感じやすくなる

　・痛みの閾値が上がる→痛みが感じにくくなる

　と覚えてください。

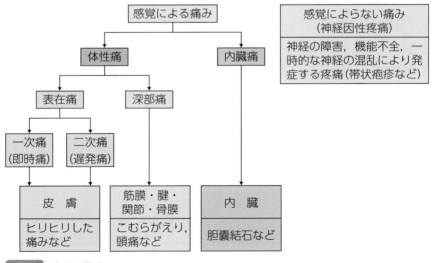

図3　痛みの機序

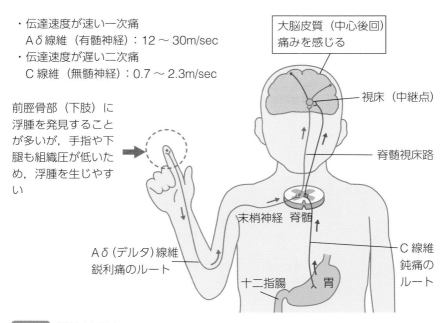

・伝達速度が速い一次痛
　Aδ線維（有髄神経）：12 〜 30m/sec
・伝達速度が遅い二次痛
　C線維（無髄神経）：0.7 〜 2.3m/sec

前脛骨部（下肢）に浮腫を発見することが多いが，手指や下腿も組織圧が低いため，浮腫を生じやすい

大脳皮質（中心後回）痛みを感じる

視床（中継点）

脊髄視床路

末梢神経　脊髄

Aδ（デルタ）線維
鋭利痛のルート

C線維
鈍痛の
ルート

十二指腸　胃

図4　鋭利痛と鈍痛

　痛みが感じにくくなる因子は不眠や疲労，倦怠，怒り，悲しみ，不快感など多々ありますが，加齢もその一つです。加齢に伴い，痛覚・触覚・温度感覚といった皮膚感覚が鈍くなり，形や長さ，奥行きといった知覚も低下します。

　また，痛みには鋭利痛，鈍痛がありますが，これは痛みが伝わる神経の種類の違いによるものです。**図4**に示したように，Aδ線維とC線維の違いで痛みの伝わる速度に違いが出ます。

　最後に，四肢痛をきたす主な疾患を**表2**で紹介しました。突き指〜閉塞性動脈疾患まで，軽症重症を問わず一覧にしています。これはトリアージごとに覚えるよりも一覧で覚えたほうが理解しやすいからです。

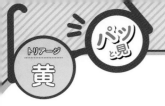

● 表2　四肢痛の主な原因と症状

	疾患名	原因・症状
筋骨格・軟部組織	骨髄炎（血行性骨髄炎・外傷性骨髄炎）	血行性骨髄炎：主な原因菌は黄色ブドウ球菌。下肢に発症した場合は痛みで歩行不能となる。高熱とともに激痛、発赤、腫れなどの急性症状からはじまる。関節拘縮や変形が起こることもある
		外傷性骨髄炎：原因は混合感染など多彩。部位では下腿に多い（開放性骨折が多いため）
	急性蜂窩織炎	主な原因菌：レンサ球菌、黄色ブドウ球菌。局所の発赤、圧痛、熱感、紅斑、浮腫。時に発熱
	良性骨腫瘍	骨軟骨腫、内軟骨腫など多数。手骨や膝、股関節周囲に発生することが多い。夜間痛をきたすこともあるが、痛みは軽度で非進行性
	痛風（高尿酸血症）	体内の尿酸が過剰になり、足関節等に尿酸の結晶が沈着して激しい痛みが発生。熱感を伴う。男性に多く、主に第1趾関節が腫脹。痛風結節を起こすこともある
爪	ひょう疽（爪周囲炎）	主な原因菌：黄色ブドウ球菌、レンサ球菌。大腸菌や緑膿菌によっても生じる。爪周囲の細菌感染による指趾末節蜂窩織炎。爪周囲が赤く腫れあがり、痛みが強い。熱感を伴う
	陥入爪	爪の側縁先端がその周囲の皮膚組織に食い込んで炎症を起こしたもの。第1趾（足の親指）に起こりやすい。巻き爪とは原因が異なる。熱感を伴うこともある
	巻き爪	爪が彎曲し、皮膚に食い込んでいる状態。第1趾に起こりやすい。加齢による歩行不足で起こりやすい
関節	化膿性関節炎	主な原因菌：レンサ球菌、黄色ブドウ糖菌、淋菌など。治療が遅れると関節破壊を起こすので注意。膝関節、股関節、肩関節の順に多発。主な症状は関節不動、腫脹、発赤、痛みなど
	変形性膝関節症	膝の関節軟骨の変性による運動器疾患。主な症状は膝関節の疼痛。加齢や体重の負荷により起こる
	関節リウマチ	自己免疫疾患。男女比は1：3〜4で女性に多い。主な症状は多関節痛（全身の関節に持続性の強い炎症が起こる）。左右の関節で同時に症状が生じやすい
血管リンパ管	閉塞性動脈硬化症	50歳以上の男性に多い。脱毛や爪に変形が生じる。詳細は本書トリアージ「赤→黒」を参照
	閉塞性血栓血管炎（バージャー病）	難治性潰瘍。喫煙者に多い。重度になると壊死を起こす
	急性動脈塞栓症	心臓や大動脈、末梢動脈瘤壁から血栓や粥腫が下肢動脈に飛来して動脈が閉塞。疼痛、しびれ等が生じる
	血栓性静脈炎	下肢に多くみられる。静脈に沿って熱をもち、疼痛を起こす。急な発赤、腫脹。圧迫で痛みを生じる。予防が第一。詳細は本書トリアージ「赤→黒」を参照
	リンパ管炎	主な原因菌：レンサ球菌。1つあるいは複数のリンパ管に感染が起こって生じる。圧痛、発熱、悪寒を伴う

外傷	熱傷	重症度は深さ(I度〜III度)と面積(9の法則)で分類する。特徴は発赤,水疱,尿が少なくなるなど
	捻挫	X線検査で異常がない関節のけが。最も多いのは足関節外側靱帯損傷(くるぶし付近の靱帯損傷)。主な症状は腫脹,発赤,可動痛など
	骨折 (疲労骨折・病的骨折・外傷性骨折)	疲労骨折:骨の同じ部位に複数回の負荷がかかり,骨が耐えられなくなって発症 病的骨折:骨腫瘍やがん性転移,骨粗鬆症など,骨の強度が低下して発症 外傷性骨折:転倒,転落等で外傷を起こした際に発症
	アキレス腱断裂	身体のなかで最も大きな腱であるアキレス腱(踵骨腱)が切れて離れてしまうこと。高齢社会に伴い,日常生活での転倒による受傷が増加傾向にある
	脱臼	指や肩,肘などにみられることが多い。8時間以内に整復しないと,将来関節の痛みが生じることもある。主な症状は関節の可動域制限・変形,可動痛など。習慣性脱臼に注意する。高齢者は転倒したときに脱臼を起こすことがある
	突き指	指関節の捻挫 突き指と骨折の鑑別:突き指は時間の経過とともに痛みが消失するが,骨折は痛みが増強していく。受傷後15分以内に指が変形するほど腫れた場合は骨折を疑う
神経	胸郭出口症候群	神経や動脈が胸郭出口で圧迫されることで発症。疼痛や錯感覚が上腕や手の内側に広がる
	神経叢障害	神経叢分布域のしびれ,筋力低下,反射の減弱
	神経根障害	神経根分布域の筋力低下,深部腱反射の低下
	有痛性多発神経障害	四肢末端の振動覚低下。知覚鈍麻,知覚過敏,アロディニア(allodynia,異痛症)などの感覚異常を生じる
	複合性局所疼痛症候群	重度の神経障害性疼痛の一つ。灼熱痛,知覚過敏,アロディニア,血管運動異常

まず考えたい想定疾患

全身性浮腫:心性浮腫,腎性浮腫,肝性浮腫,内分泌性浮腫,栄養障害性浮腫,薬剤性浮腫など

局所性浮腫:静脈性浮腫,リンパ性浮腫,炎症性浮腫,アレルギー性浮腫など

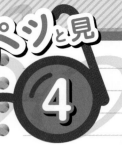

パッと見

4 忘れては いけない徴候

病態生理

60分ごとに目を届かせ，
必要があれば
処置を行う状態

トリアージ
·····
緑

　ここトリアージ「緑」の病態は，特別にこれといった特徴がないことが基本病態です。多くの場合，局所的な主訴が目立ちます。「何となく頭が痛い」「胸が痛い」「おなかがうすら痛い」といった訴えです。しかし「何となく頭が痛い」と言いながらも普通に会話していたり，「胸が痛い」と言いながら普通に呼吸し，顔色も良好な患者さんがいます。「おなかがうすら痛い」と言いつつ食事を完食していたりもします。つまり，訴えと行動・症状に解離がみられるのです。

　ではなぜ，患者さんは訴えてくるのでしょうか？

　災害時のトリアージ訓練を思い浮かべてください。どうやって「緑」の患者さんを選び出したかを思い出しましょう。集団災害のときに，まず現場でトリアージを開始するときには「歩ける方はこちらへ来てください」と声をかけ誘導をします。そうです，「緑」の患者さんは，自分で移動ができて，自分で症状が言える方なのです。

　ではなぜ，軽症なのに訴えるのでしょうか？　それは，痛みの神経の

センサー（受容器）が体表の浅いところに集中しているため，私たちの身体は早めに危険を回避するのだと思われます。身体の危険を回避する本能的な反応，と言い換えることもできるでしょう。

　主訴と重症度を考えるうえで熱傷を例にとり，みていきましょう。熱傷は，受傷範囲の広さ（面積）と損傷の深さ（深達度）で重症度を判定します。当たり前のことですが，面積が広ければ広いほど重症ですし，損傷が深ければ深いほど重症です。いまさら何をと思われそうですが，ここで注目するのは深さと痛みについてです。

　熱傷深度は，その深さによってⅠ〜Ⅲ度に分類されています。深くなればなるほど痛みが増すと思いがちですが，痛覚神経の受容器は真皮層までで，皮下組織にはありません（**図1**）。

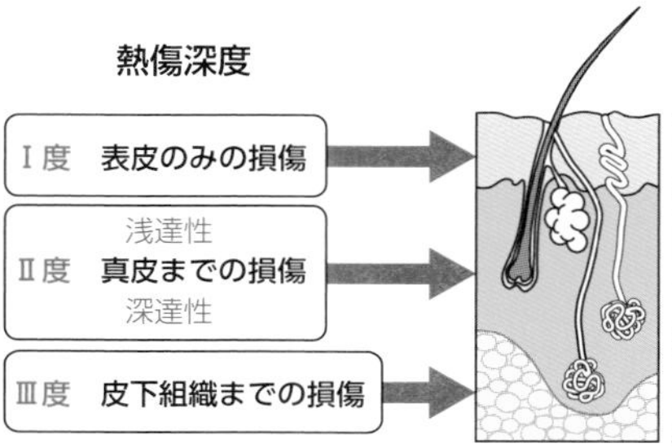

熱傷深度

		外見	知覚
Ⅰ度	表皮のみの損傷	・発赤 ・紅斑（乾燥）	ピリピリした痛み 疼痛あり
Ⅱ度	浅達性 真皮までの損傷 深達性	・薄赤（水疱形成） ・白斑病変 　（水疱形成）	激しい疼痛 知覚あり 疼痛軽度 知覚鈍麻
Ⅲ度	皮下組織までの損傷	白〜黒色病変 （乾燥，硬化，炭化）	無痛

（図中：表皮／真皮／皮下組織）

図1　熱傷深度分類を例に，痛みの訴えと症状との関係

　自覚症状（痛み）と深達度は必ずしも一致しないのです。つまり，症状と訴えが解離しているということはしばしばみられるということです。

　通常の痛みは，刺激があって痛みの受容器に刺激が届き，痛覚神経を介して脊髄にいき，そこから脳に届き，脳の局在した部分で痛みを認識します（**図2**）。しかし熱傷の場合，痛覚神経の受容器があるのが真皮層

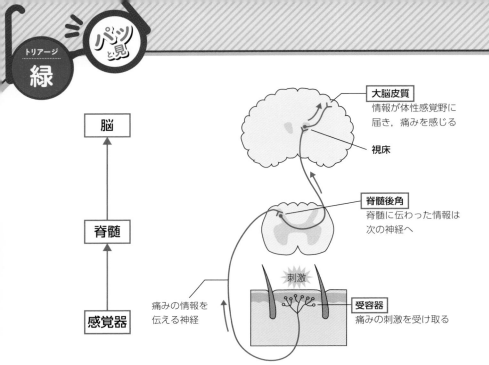

脳

脊髄

感覚器

大脳皮質
情報が体性感覚野に
届き，痛みを感じる

視床

脊髄後角
脊髄に伝わった情報は
次の神経へ

痛みの情報を
伝える神経

刺激

受容器
痛みの刺激を受け取る

図2　痛みの経路
痛みのセンサーがないと，私たちは痛みを感じません。局所で痛みを感じとっているように思えますが，実際には脳で痛みを感じとっています。病変と自覚症状は異なることがあります

内なのです。受容器から少し遠い表皮での刺激はピリピリした痛みになり，受容器に近い真皮への刺激は強い痛みになります。ところがさらに深く皮下組織まで到達してしまうと，痛覚に対する受容器がなくなってしまい，痛みを感じなくなるのです。また，感覚的には痛みを局所で感じとっているように思えても，実際には脳で感じとっているため，感覚に伴う自覚症状と病変とは食い違うことがあります。

　乱暴な物言いかもしれませんが，症状を訴えにこられる患者さんは，いろいろと観察したうえで治療ができる状態です。患者さんの訴えによく耳を傾けてください。自覚症状と病状に伴う変化に，ズレが生じていることがあります。

ここトリアージ「緑」では，患者さんの訴えに耳を傾けつつ，漏れがないように診察することを忘れないでください。患者さんの自覚症状を鵜呑みにしないで，頭のてっぺんからつま先や指先まで（頭部・顔面，胸部，腹部，骨髄・四肢，皮膚・軟部），くまなく漏れなく見る必要があります。

　このときに非常に役立つのが二次トリアージ（physiological and anatomical triage：PAT法）の応用です。そのなかでも第2段階の「解剖学的評価」（全身観察）が役に立ちます。PAT法の対象者は赤タグ・黄タグの患者さんたちですが，応用としてここで見方を覚えておきましょう。START法がスピードと手軽さを重視するのに対し，このPAT法はじっくり観察を行う手法です。生理学的（physiological）に解剖学的（anatomical）にじっくり観察しましょう。

会話のなかで気づく疾患

患者さんと何気ない会話をしているときに，「あれ？　何か変」と気づくことはありませんか？
会話をするということは，呼吸を診ていることでもあるのです。
・しばしば「あくび」をする：
　二酸化炭素濃度が高くなり，脳への酸素供給が不足している酸欠状態のシグナルかもしれません。
・会話のセンテンスが短い：
　1回換気量が減少しているのかもしれません。
・時どき大きな息をしながら話す：
　身体がアルカローシスになって，浅表性呼吸になっているかもしれません。

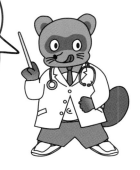

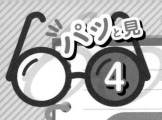

④ 忘れてはいけない徴候

意識障害

一見清明だが
いつもと違う状態

トリアージ

緑

観察のポイント

　この「緑」の病態は，一見意識清明で（→p26 NOTE1 ）開眼して受け答えはするものの，どこか変？　何ともないようにみえるものの，いつもと違いどこかがおかしい，というレベルです。JCS分類では1桁のレベルがこの「緑」に該当します（表1）。

　患者さんが，いろいろ訴えられていても，その内容が本当にそのとおりなのか確認をしなければなりません。疑いつつ全身の所見をとって評価していくことは，診察上非常に大切です。特に意識障害の場合にはいろいろな訴えをされることが多いです。このとき応用したいのが，二次トリアージの赤タグ・黄タグを対象とした解剖学的評価（PAT法）です。この技法が非常に参考になります。視診と触診，可能であれば聴診を行いつつ，頭部から頸部，胸部，腹部と大腿部から下肢，肩関節から上肢，背部と順次系統的に診ていきます。よく見受けるのは右左の取り違えです。「右手が痛い」と訴えられておられるものの実は左側だったというようなことは，時に経験することです。その際は「（訴えが）違うでしょ」などと言わず，「あ，こちらもですね・・・」と対応してください。関係性がよくなり，所見がとりやすくなります。

ここのポイントに気づいていますか？

● 主な疾患のうち睡眠導入薬が効きすぎている状態を考えてみましょう

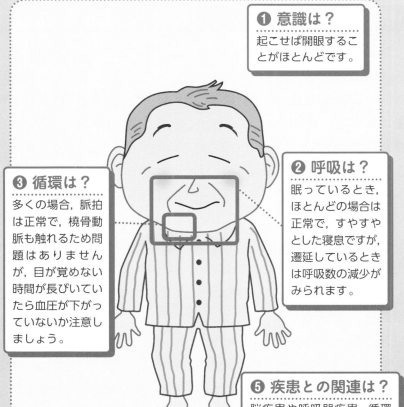

❶ 意識は？
起こせば開眼することがほとんどです。

❷ 呼吸は？
眠っているとき，ほとんどの場合は正常で，すやすやとした寝息ですが，遷延しているときは呼吸数の減少がみられます。

❸ 循環は？
多くの場合，脈拍は正常で，橈骨動脈も触れるため問題はありませんが，目が覚めない時間が長びいていたら血圧が下がっていないか注意しましょう。

❺ 疾患との関連は？
脳疾患や呼吸器疾患，循環器疾患が隠れていないかを想定して，意識レベルの低下をきたす疾患は何かを考えましょう

❹ 観察した後に行うことは？
服薬量の確認をしてから，いつもと異なるかどうかをみます

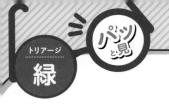

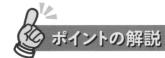

① 意識

　開眼し，返事はするものの，自分の名前に混乱があったり，年齢がはっきり言えなかったり，今ここはどこかなど，簡単に答えられる事柄に対して，不安定な受け答えになることが多いです。意識の確認は，不正確であることはもちろん，答えを出すまでに時間がかかることなどでも評価することができます。JCSではこのトリアージ「緑」の意識レベルは「Ⅰ．覚醒している（レベル１桁）」です（p26 NOTE 1 ）。

　ここで忘れがちなのは，トリアージ「黄」と同様，日頃と比べて患者さんの状態はどうか，変わっていないか，ということです。特に認知機能の低下している高齢者の場合は注意が必要です。目の前の患者さんの状態が認知機能の低下のためなのか，何らかの疾患が隠れているのか，よく観察してください。いつもと違うことに気づくためには，一般によく知られているGCS（グラスゴー・コーマ・スケール，Glasgow Coma Scale）による評価も組み合わせましょう。JCSは，患者さんの意識を評価するには簡便でよい方法ではあるのですが，もともとは脳ヘルニアの進行評価からはじまっているため，より重症の人を対象にしています。一方，GCSは，もう少し軽症の，外傷性脳障害による意識障害の評価を目的としているため，「緑」レベルの患者さんの評価には適しています（**表1**）。

　さて，本書ではトリアージ「赤→黒」から「緑」まで意識障害の観察のポイントと対応を述べてきました。患者さんの意識レベルが低下して

● **表1　Glasgow Coma Scale（GCS）**

開眼（eye opening：E）

  4.　自発的に開眼
  3.　呼びかけにより開眼
  2.　痛み刺激により開眼
  1.　痛み刺激でも開眼なし

最良言語反応（best verbal response：V）

  5.　見当識あり
  4.　混乱した会話（見当識障害あり）
  3.　不適当な発語（単語）
  2.　理解不明の音声（アーアーウーウー）
  1.　発語みられず
  T.　Tracheotomy（気管切開）
  A.　Aphasia（失語症）

最良運動反応（best motor response：M）

  6.　命令に応じて四肢を動かす
  5.　痛み刺激に対し, 手で払いのける
  4.　痛み刺激に対し, 四肢を引っ込める（逃避）
  3.　痛み刺激に対して異常な屈曲運動（除皮質硬直）を示す
  2.　痛み刺激に対して異常な伸展運動（除脳硬直）を示す
  1.　痛み刺激に対して反応なし（運動みられず）

・E・V・Mの3項目の合計点数で意識レベルを評価する
・合計点数が低いほど重症で, 14・15点：軽症, 9～13点：中等症, 3～8点：重症とする
・短時間で合計点が2点以上低下した場合は, 病態が急速に悪化していると判断する
・気管挿管中の患者は発語ができないため,「V：T（tube）」と表記する
・失語症患者の場合は「V：A（aphasia）」と表記する
・合計点が13点以下の場合は, 頭部CT検査等で頭蓋内病変の有無を調べる
（JCSの意識判定は救急隊員や神経内科医がよく使い, GCSは脳外科や外傷診療でよく使います）

きたかもしれないと感じたときは, その「程度」を判定する必要があり, その評価法がJCSとGCSというのも理解できたかと思います。

　意識障害の評価を終えたら, 次は「対応」ですが, 対応で最優先すべきことは, 原因疾患を考えるのではなく, バイタルサインの安定化です。

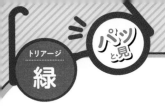

● 表2　AIUEOTIPS（アイウエオチップス）

A	Alcohol（アルコール）	急性アルコール中毒，Wernicke脳症
I	Insulin（インスリン）	低血糖，高血糖
U	Uremia（尿毒症）	尿毒症
E	Encephalopathy（脳症）	髄膜炎，脳炎，肝性脳症
	Electrolytes（電解質）	電解質異常
O	Oxygen（酸素）	低酸素血症，高二酸化炭素血症，一酸化炭素中毒
	Overdose（薬物過剰摂取）	薬物中毒
T	Trauma（外傷）	外傷
	Temperature（体温）	体温異常（熱中症，低体温症）
I	Infection（感染）	感染症
P	Psychiatric（精神疾患）	精神疾患
S	Shock（ショック）	ショック
	Seizure（てんかん）	てんかん
	Stroke（脳卒中）	くも膜下出血，脳梗塞

バイタルサインが安定したら，意識障害の原因を鑑別していきます。意識障害の鑑別には**表2**にあげた「AIUEOTIPS」が有名です。救急現場で用いられるものですが，意識障害の原因を網羅していますので，病棟や外来でも使うことができます。意識障害の原因を効率よく絞り込むことができ，覚えておくと便利です。

❷ 呼吸

　受け答えができる患者さんでも，回数，深さなどの呼吸運動は必ず観察してください。いつもと何か違う原因がどこかに隠れているのではないかと疑うことが大切です。呼吸だけでなく顔色もよくみてください。

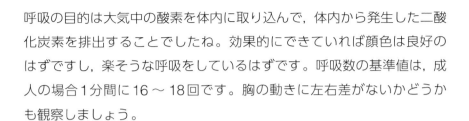

❹ 忘れてはいけない徴候　　意識障害

呼吸の目的は大気中の酸素を体内に取り込んで，体内から発生した二酸化炭素を排出することでしたね。効果的にできていれば顔色は良好のはずですし，楽そうな呼吸をしているはずです。呼吸数の基準値は，成人の場合1分間に16 〜 18回です。胸の動きに左右差がないかどうかも観察しましょう。

❸ 循環

　トリアージ「赤→黒」から「黄」までと同じく，総頸動脈を触れます。指に触れる脈の速さ・強さ・リズムを感じとることが大切です。成人の脈拍の基準値は，1分間に45 〜 85回です。脈拍のリズムに異常がないか，症状をよく整理して見逃さないようにしましょう。

❹ 観察した後に行うこと

　生死に直接関係がないとわかったとき，私たち医療者はどこかホッとしてしまいがちです。しかし，会話のときに心がけるべきコツがいくつかあります。トリアージ「緑」の患者さんは自分の症状を訴えることができます。そのときにちゃんと目を合わせて話をしていますか？　問い直しをしたときに1回目と異なる返事をされていませんか？　妙に怒りっぽくはないですか？　ろれつはきちんと回っていますか？　適切な言葉を選んで話していますか？　これらを見逃さないようにしましょう（表3）。

　また，一通りの会話が終わった後は，誰しも，つい目が離れてしまいがちになります。ところが，そのときに突拍子もないことが起こり得ます。急にベッドから転落したり，やみくもに起き出して自分のベッドがわからなくなったりする，などです。そして事故が一番起こりやすいの

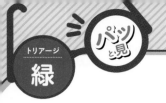

● 表3　会話のときに目を配るべき患者さんの様子

・目を合わせて会話をしているか？
・会話のキャッチボールができているか？
・易怒性の有無は？
・ろれつ障害は？
・適切な言葉選びはできているか？
など

が，このタイミングです。訴えの後の行動から，目を離さないようにしましょう。

❺ 疾患との関連

　脳梗塞や脳出血でも，軽症の場合には認知機能の低下と同様の症状が起こり得ることを忘れないでください。代謝疾患では，血糖コントロー

 まず考えたい想定疾患

代謝系疾患・薬剤性のものが多くなります（p182の表2「AIUEOTIPS」を参照）

頭部　：慢性硬膜外血種，正常圧水頭症，認知症など

呼吸器：低酸素血症，高二酸化炭素血症など

循環器：頻脈発作，徐脈発作など

代謝　：低血糖，高血糖，高アンモニア血症，尿毒症，アルコール中毒，薬剤性

などが考えられますが，重症化する場合がありますので要注意です。

NOTE　意識清明と意識障害

意識清明：覚醒している状態で，自分とまわり（周囲・外界）の認識ができていること

意識障害：意識が清明でない状態。原因には脳自体の障害による一次的なものと，脳血流や代謝異常など脳以外に原因があって二次的に脳機能が低下するものがある

意識障害は，傾眠・昏睡・半昏睡・昏睡と，4つに分けることができます。

・傾眠：外部からの刺激や情報に反応し覚醒するが，放っておくと眠ってしまう

・昏迷：中程度の意識混濁。身体を揺する，大声で呼びかけるなどの強い刺激を与えると反応する

・半昏睡：強い刺激に反応して刺激を避けようとしたり，顔をしかめたりする

・昏睡：重篤な意識混濁。外部からの刺激にまったく反応しない。眼は閉じたまま

ルの不調でも意識障害は起こります。多くの意識障害をきたす疾患の発端は，軽症の「ちょっと，いつもとは違うなぁ。おかしいかな？」からはじまっていることがよくあります。忘れないでください。

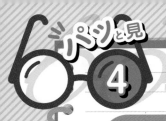

忘れてはいけない徴候

頭 部

要注意の頭頸部疾患
特に所見のない頭部打撲

トリアージ
緑

観察のポイント

　ここトリアージ「緑」では，頭頸部（とうけいぶ）のトラブルが多くなります。頭頸部とは頭蓋底部より下，鎖骨より上の「顔や首の領域」を指します。この部位は感覚器官が多く，聴覚・嗅覚・味覚・呼吸・咀嚼・嚥下・発声など，人が日常生活を送るうえで必要不可欠な機能が存在しています。感覚器官には痛み等を神経に伝える感覚細胞が多く集まっているため，この頭頸部に障害が起こると，著しくQOLを低下させてしまいます。

　さて，この部位のトラブルの，しかもトリアージ「緑」のレベルで注意すべきことは，患者さんの訴えには大きな個人差があるということです。訴えの大きさと緊急度を見極めるためには，バイタルサインのチェックがまず必要です。そしてじっくりと患者さんの訴えを傾聴します。受け答えのキャッチボールがきちんとできているかなど意識レベルに注意しながら，顔色をはじめ，皮下出血，けいれん，項部硬直といったサインを観察します。打撲の場合は，痛みの度合いや出血の有無に加え，手足の動きに異常はないか，悪心・嘔吐はないかなどを問診していきましょう。

ここのポイントに気づいていますか？

● 主な疾患のうちめまいによる頭部打撲を考えてみましょう

❷ 痛みは？

局所痛ではなく，頭部全体に痛みがある場合は要注意です。めまいによる頭部打撲では，意識は？ 麻痺は？ と，観察を広げていきましょう。

❶ 出血は？

擦過傷がほとんどですが，まれに打撲が動脈性の大量出血につながることもあるため要注意です。

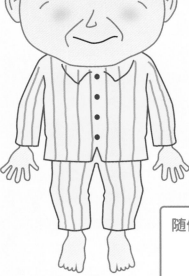

随伴症状
・めまい
・鼻出血

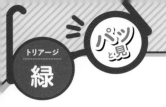

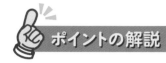

ポイントの解説

❶ 出血

　頭部を打撲したあとは，頭皮外傷のほか，皮下血腫（たんこぶ），頭蓋骨骨折，硬膜外血腫，硬膜下血腫，脳挫傷，顔面の骨折，頸部の骨や筋肉・神経の損傷などさまざまなことが起こり得，頭の打ち方によって対処方法が大きく変わってきます。

　ここトリアージ「緑」には該当しませんが，頭を打った直後は会話が可能で元気であっても，その後急速に意識障害が進行する「talk and deteriorate」（T&D）と呼ばれる病態があります。予測することは困難です。そのため，頭部打撲では，24時間が経過しても症状が何も出現しなかったことを確認することが非常に重要になります。頭部打撲の場合，出血の勢いが激しければ，脳を圧迫して24時間以内に症状が出るからです。頭皮や顔面は血流が豊富なため，出血量は多くなりがちであるということも覚えておきましょう。

　外傷性頭蓋内出血には，くも膜下出血，脳内血腫，脳挫傷，脳室内血腫，硬膜外血腫，硬膜下血腫があります。まず覚えていただきたいのは，脳を守っている髄膜についてです。髄膜には3層あり，外側から順に，硬膜→くも膜→軟膜となります。血管もこの3層の膜によって守られているため，損傷すれば出血が起こるわけですが，とくに重要なのは硬膜です。そのため，硬膜外血腫・硬膜下血腫というように，外傷の種類を区別する目安になります（**表1**）。

　頭部外傷で出血を伴う場合は，出血を助長しないよう血圧管理に注意

● 表1　外傷性頭蓋内出血の例

硬膜外血腫	頭蓋骨と硬膜の間に出血	骨折とともにみられることが多い
硬膜下血腫	硬膜とくも膜の間に出血	硬膜外血腫よりも重症で予後は悪い
くも膜下出血	くも膜下腔(くも膜と軟膜の間)で出血	単独で生じるよりも脳挫傷やびまん性脳損傷に伴う場合が多い。その多くは動脈瘤破裂だが，外傷の場合もある
脳内出血	脳の中に出血	脳挫傷に伴うことが多い。抗血栓治療薬を服薬中の人は注意が必要

してください。出血には動脈性と静脈性の2種類があります。その性質の違いは**表2**です。観察すべきはバイタルサイン，意識レベル，瞳孔不同と散大，悪心・嘔吐，運動麻痺の有無(まっすぐ歩けるかなど)，神経学的所見です。会話の仕方，活気があるかなどを注意深く見てみましょう。例えば，イライラしやすい，興奮しやすい，混乱しているようだ，行動が何となくいつもと違う，などは脳震盪の症状です。

　本項では，ここトリアージ「緑」で想定する急性硬膜外血腫と慢性硬膜下血腫について説明します。

●急性硬膜外血腫

　頭部に局所的な衝撃が加わると頭蓋骨の骨折や硬膜が損傷し，出血して血腫を形成します。出血部位は頭蓋骨内板と硬膜の間です。出血源で最も多いのが中硬膜動脈です。多くの場合は頭蓋骨骨折だけで脳損傷を伴いません。一般的に急性硬膜外血腫の治療後の予後は良好で，神経学的に無症状で血腫が小さい場合は経過観察となります。とはいえ血腫の増大速度が速かったり，除脳硬直（じょのうこうちょく）などがみられればトリアージ「赤→黒」となるため，要注意です。頭部外傷直後は障害がないように見え

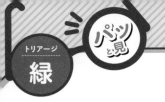

● 表2　動脈性出血と静脈性出血の違い

動脈性出血	静脈性出血
鮮紅色	暗赤色
拍動性：拍動（心臓の鼓動）と一致して，脈を打つようにピュッピュッと拍動性に噴出する	滲出性：血液がじわりじわり，持続的に流出する
動脈の破綻によるもので，短時間に多量の血液を失うため，緊急に応急手当を必要とする	短時間で多量出血になることは少ない。応急処置で創部をガーゼ等で圧迫することで止血が可能。少し太い静脈の場合は，黒色の血液が溢れるように出る

ても，時間の経過とともに重大な脳損傷をきたす場合があります。

●慢性硬膜下血腫

　高齢者に多く，症状が急速に進むことはあまりありません。理由は血腫が少しずつ貯留するからです。歩行障害，がんこな頭痛，性格の変化，認知障害，手足の麻痺などが現れ，徐々に悪化します。

　ところで，高齢者の頭部外傷は増加傾向にあり，その多くは転倒・転落による頭部打撲です。そのとき最も注意すべきなのが，その患者さんが抗血栓薬を内服しているかどうかです。抗血栓薬内服中の高齢者が頭部打撲により頭蓋内出血をきたすと，凝固障害を起こします。出血が認められた場合は，たとえ軽症であっても，最低24時間は神経症状を厳重に観察しなければなりません。高齢者の頭部外傷は前述したT&Dの発現リスクが高まるため，軽症の場合も出血の有無を確認するために必ず画像診断を行います。

　抗血栓薬内服中の高齢者の頭部打撲は重症化しやすいということで，

それを怖がり，転倒による鼻出血等の軽微な出血時に自己判断で内服を中断すると，血栓塞栓症のリスクが高まるので，注意を促しましょう。

❷ 痛み

　頭部打撲のあとによくみられる症状が頭痛です。その多くは打撲したところの頭皮や皮下組織の局所的な痛みですが，頭蓋内出血をきたしている場合も頭痛が起こります。局所的な痛みだけではなく，これまでに経験したことのないような頭痛が，打撲した部位とは関係なく頭部全体に数日間続いた場合は，頭蓋内出血を疑います。頭痛が長引くというのもチェック項目では大切なポイントです。

❸ 随伴症状

●めまい

　めまいはよくある症状で原因も多様ですが，そのめまいが生命にかかわる脳の異常によるものではないこと（原因が小脳・脳幹などの中枢性ではないこと）を確認することがまず大切です。それには，①「いつ発症したか」を聴取します。突然発症しためまいは緊急性が高いのですが，以前からよくあるめまいなら緊急性は低いと考えます。また，②意識レベルと呼吸状態を確認します。そして異常を認めなければ，主訴のめまいのタイプはどれか（回転性か浮動性か）・持続時間・随伴症状を聴取していきます。回転性は周りがぐるぐる回って見える，浮動性はふわふわ浮いているような，ゆらゆら揺れているような感覚になります。ここトリアージ「緑」に該当する主なめまいに「良性発作性頭位めまい症」「メニエール病」があります。

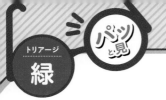

- 良性発作性頭位めまい症：

  回転性めまい。原因は内耳の耳石（じせき）が三半規管に入り込むことによって生じる。悪心・嘔吐を伴う。頭の向きを急に変えたときなどで出現するが，数分で治まる。

- メニエール病：

  回転性めまい。原因は内耳にリンパ液が過剰に溜まった「内リンパ水腫」によって起こる。悪心・嘔吐を伴う。短時間で治まるが再発することが多い。

●鼻出血（びしゅっけつ）

　鼻出血には原因不明の「特発性鼻出血」と，原因が外傷，血液疾患，高血圧など明確に判明している「症候性鼻出血」に分けられます。鼻出血で最も多く，80％以上を占めるのがキーゼルバッハ（Kiesselbach）部位（**図1**）からの出血です。

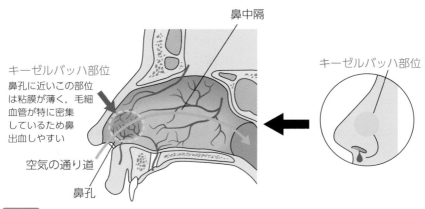

鼻中隔

キーゼルバッハ部位
鼻孔に近いこの部位は粘膜が薄く，毛細血管が特に密集しているため鼻出血しやすい

キーゼルバッハ部位

空気の通り道

鼻孔

図1　キーゼルバッハ部位
　　　止血はこのキーゼルバッハ部位をつまむようにして5〜10分ほど押さえます

鼻出血が頻繁に起こる場合は注意が必要です。鼻出血だけでなく，歯茎からも出血しやすくなったら，白血病や血小板減少法などの血液疾患を考え，血液検査を行います。

 まず考えたい想定疾患

中枢性：慢性硬膜下血腫，頭部外傷など

末梢性：メニエール病，良性発作性めまい症などのめまい症

　　　　前額洞・上顎洞などの副鼻腔炎

　　　　鼻出血，鼻中隔損傷など

頭部外傷後は以下のことをチェックしましょう

・意識の状態に変化あり（ぼんやりしている・傾眠傾向）？
・頭痛がしだいに増強してきた？
・二重にものが見える，視力が低下？
・ろれつがまわらない？
・悪心・嘔吐を繰り返す？
・しびれがある？
・手足を動かしにくい？
・熱発あり？
・けいれんは？

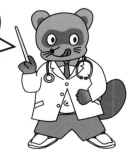

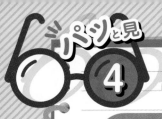

忘れてはいけない徴候

胸 部

咳・痰を伴う
呼吸困難感，非心臓性胸痛

トリアージ

緑

 観察のポイント

　胸部の訴えは多彩です。パッと見て軽症かなと思っても，その症状は重症化の予兆かもしれません。先入観で見ないことが大切です。

　呼吸困難感では，呼吸の状態だけでなく，外傷の有無を含め，指先など全身の様子を必ず観察してください。高齢者では自分で気づかないうちに受傷している人もいますし，寝返りだけで肋骨を骨折している人もいます。指先を見て，ばち指(太鼓のバチのように丸く膨らんでいる状態)になっていたら要注意，血流がうっ滞している証拠です。慢性呼吸不全を疑います。

　咳(咳嗽)は，①痰を伴っているか伴っていないか，②血液が混じてないかを確認しましょう。痰は情報の宝庫で，その性状を見ると多くの有用な情報を得ることができます。

　咳は，乾性と湿性に分類しますが，痰を伴う咳(湿性咳嗽)の急性は，そのほとんどがウイルスや細菌による感染症です。

ここのポイントに気づいていますか？

● 主な疾患のうち気管支肺炎の回復途中という状態を考えてみましょう

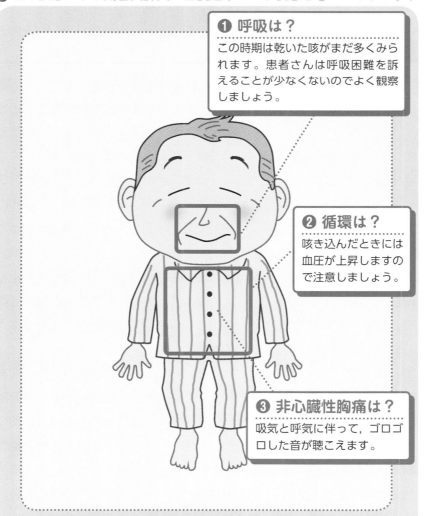

❶ 呼吸は？
この時期は乾いた咳がまだ多くみられます。患者さんは呼吸困難を訴えることが少なくないのでよく観察しましょう。

❷ 循環は？
咳き込んだときには血圧が上昇しますので注意しましょう。

❸ 非心臓性胸痛は？
吸気と呼気に伴って，ゴロゴロした音が聴こえます。

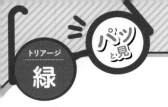

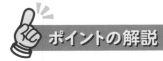

ポイントの解説

❶ 呼吸

　トリアージ「緑」の患者さんは自分で呼吸の諸症状を訴えることができます。「息がきれる（呼吸困難）」原因は，肺や心臓に問題があることが多いのですが，患者さんから「息がきれる」と言われたとき，呼吸の状態だけでなく，前述したように全身の様子を見ることが大切です。例えば起坐呼吸（きざこきゅう）をしている患者さんは，心不全や喘息を疑います。起坐呼吸とは，仰向けに寝る（臥位（がい））と呼吸がよりつらくなるので，座ったままの体位で行う呼吸のことです。仰向けに寝ると，重力で下半身に溜まっていた血液が急速に心臓に戻り（静脈還流増加），肺うっ血が強くなるので，呼吸がつらくなるのです。この起坐呼吸はトリアージ「緑」の状態よりも重症度は高い人にみられることが多いのですが，呼吸困難を訴える患者さんをみるうえで，患者さんがどういう姿勢でいるかをチェックすることは重要ですので，覚えていてください。

　咳（咳嗽）をしている患者さんは，痰を伴っている「湿性咳嗽」か，痰を伴っていない「乾性咳嗽」かをチェックします。乾性咳嗽が2〜3週間続いていたら，COPD（chronic obstructive pulmonary disease，慢性閉塞性肺疾患）を疑います。とくに喫煙でCOPDを発症する人は非常に多いので，患者さんの喫煙歴に注意しましょう。

　また，咳は発症から3週間以内を急性，3〜8週間を遷延（せんえん）性，8週間以上を慢性と分類します。**表1**に咳嗽の分類とよくある疾患をあげました。

● 表1 咳嗽の分類

乾性	急性	過敏性肺炎, マイコプラズマ肺炎, 新型コロナウイルス肺炎, 胸膜炎, 気胸など
	慢性	咳喘息, 間質性肺炎, 逆流性食道炎, ACE阻害薬など
湿性	急性	感染症(ウイルス, 細菌), 肺炎, 肺水腫, 心不全など
	慢性	気管支喘息, 慢性気管支炎, 気管支拡張症, 肺がんなど

　湿性咳嗽の急性疾患は, ほとんどがウイルスや細菌による感染症です。長期間, 咳が持続するほど感染性疾患の頻度は下がり, 非感染性疾患の頻度が高くなります。

　乾性咳嗽の慢性疾患で最も多いのが咳喘息で, これは「ぜーぜー」「ひゅーひゅー」という喘鳴や呼吸困難を伴わずに咳だけが出る喘息です。痰はあまり伴いません。咳喘息が続くと, 喘鳴を伴う喘息になりやすいので, 問診で咳のよく出る時間帯や状況等を聞き, きめ細かい観察をしましょう。

　慢性の咳では, 痰の有無, 痰の性状・色を見分けることによってさまざまな情報がわかり, 疾患の類推ができます。痰は疾患によって, 色・粘り気・におい等に特徴があるからです（表2）。

❷ 循環

　脈拍を測るとき, トリアージ「緑」では, 総頸動脈ではなく, 「橈骨動脈」で計測します（橈骨動脈は血圧が80mmHg以下になると触知不能）。では, なぜ, このトリアージ「緑」では（もしくは一般的に）, 脈拍は橈骨動脈で測るのでしょうか。橈骨動脈は骨の上に位置しているため, 指の腹で軽く圧迫するだけで拍動が触知しやすいということもあり

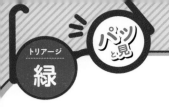

● 表2　痰の色から類推する疾患

痰の色と性状	病態	主な疾患
◯ 白色, 粘稠	非細菌性の感染やアレルギー	ウイルス性気管支炎, 気管支喘息など
◯ 白色, 水様性	気道分泌物の過剰産生	肺胞上皮がん, 鼻アレルギーなど
● ピンク,泡沫状	血液と空気が混じった状態	肺水腫など
● 黄色	細菌性の感染	急性気管支炎, 急性咽頭炎など
● 薄黄緑色	緑膿菌の感染	慢性気管支炎, びまん性汎細気管支炎など
● 黒っぽい茶色	下気道からの出血	肺結核, 肺がんなど
● 赤っぽい褐色	肺炎球菌による感染	肺炎球菌肺炎, 肺膿瘍など
● あざやかな赤	喀血	肺胞出血, 気道出血

痰の性状等によりさまざまな疾患が類推できます

ますが, 一番の理由は, 橈骨動脈は心臓から最も遠いところに位置する動脈だからです。最も遠い動脈で脈の触知ができれば, その手前にある動脈にはしっかり血液が流れていることになります。よって, ここ橈骨動脈で脈の触知ができなければ, 反対側の尺骨動脈や少し手前の上腕動脈で計測してください。

　脈を触知し, 血圧を測定する目的は, 患者さんの身体のすみずみにまで血液が行き渡っているかどうかをみることです。脈拍は心臓のはたらきに左右されますので, 脈拍に異常があれば, 心筋炎等の心臓の疾患をまず疑いましょう。

❸ 非心臓性胸痛

　胸痛のうちでも，胸の下のほうの痛みは，日常よくみられる症状です。胸痛の原因で最も多いのは心臓の病気ですが，心臓に原因がない「非心臓性胸痛」（**表3**）に注意しましょう。非心臓性による胸痛の原因はさまざまですが，食道の疾患の割合が比較的高く，例えば，逆流性食道炎やアカラシアの痛みを，食道が心臓の真下に位置しているため，胸痛（狭心症の痛み）と捉えてしまうこともあります。食道の疾患による痛みは食後や夜間就寝時，朝方に発生することが多く，血圧の変動はありません。

　また，非心臓性胸痛の原因となる痛みに，神経系の肋間神経痛があります。胸部にある胸郭はヒトの骨格のなかでも特に重要な部位で，12対（計24本）の肋骨で形成されています。形態は籠状で，弾性のある骨格です。胸部疾患のトリアージ「緑」で注意すべき1つはこの胸郭の骨折です。胸痛の原因が呼吸器疾患や循環器疾患ではなく，実は整形外科領域の骨折が原因だったという事例は，少なくありません。肋骨下縁には肋骨神経が走行しているため，胸骨圧迫骨折と同じように，神経損傷をきたしやすく，注意が必要です。疾患の予測を立てるときには，痛み方・痛む部位の情報をなるべく多く集めることにより，確定診断に早く導くことができます。

● 表3　非心臓性胸痛の原因となる疾患

食道	逆流性食道炎，胃食道逆流症，食道運動機能障害（食道アカラシア，食道痙攣など）
肺	肺炎，肺梗塞，気胸，胸膜炎など
神経痛	肋間神経痛，帯状疱疹
血管	大動脈解離など

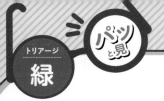

まず考えたい想定疾患

呼吸器：肺炎，気管支炎，気管支喘息

循環器：狭心症，急性心筋梗塞，期外収縮（上室性，心室性）
　　　　発作性上室頻拍，徐脈など

縦隔　：食道炎など

胸郭　：肋骨骨折，肋間神経痛，帯状疱疹，胸椎圧迫骨折など

NOTE 1　　**帯状疱疹とラムゼイ・ハント症候群**

帯状疱疹は胸部に出やすい疾患ですが，顔面，腹部，四肢など全身に発症します。耳性帯状疱疹のラムゼイ・ハント（Ramsay Hunt）症候群（図）は，発症したら一刻も早く治療をはじめないと（約10日以内），顔面麻痺は完治しにくいといわれています。患者さんから「耳が痛い」といわれたら，耳性帯状疱疹の可能性も考えてください。緊急を要します。

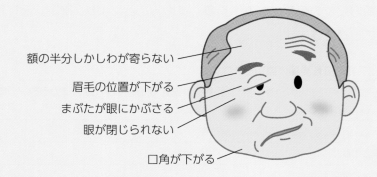

額の半分しかしわが寄らない

眉毛の位置が下がる

まぶたが眼にかぶさる

眼が閉じられない

口角が下がる

「徴候」と「症状」

- 徴候(sign)：
  他者が把握することができる客観的な変化を意味します。

  例えば，出血，嘔吐，下痢，発熱，発疹などです。
- 症状(symptom)：
  他者にはわからない身体の主観的な機能の変化，患者さん本人の自覚によるものを指します。

  例えば，頭痛や嘔気，倦怠感などです。

徴候は客観的な情報＝objective data

症状は主観的な情報＝subjective data

と覚えましょう。

　「ショックの5徴候」「死の3徴候」といいますが，ショックの5症状，死の3症状といわないことを考えれば，違いがすぐに理解できます。

　症状は，患者さん本人が話す言葉がなにより大切ですが，評価者によって聴取の結果が微妙に異ならないように注意しなければなりません。

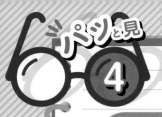

4 忘れてはいけない徴候

腹 部

嘔吐・下痢，軽度の腹痛

トリアージ

緑

観察のポイント

　ここトリアージ「緑」では，あまり数は多くない症状に多様な疾患が隠れていることを念頭においてください。腹痛を訴える患者さんの頻度は高いのですが，その原因はさまざまです。腹痛の状況や解剖学的異常を視診・聴診等，重点的なアセスメントを行って，ハイリスクの既往歴など緊急性がすべて当てはまらなかったら，虫垂炎をはじめとして胃潰瘍・十二指腸潰瘍，胆石，胃腸炎，腎臓結石などを疑います。とくに虫垂炎は，初診時に3割程度が見逃されているともいわれています。画像を撮る前に推定するのは今なお難しい疾患ですが，虫垂炎用のスコアリング「MANTRELS scoa」で絞っていくことも可能です。

　虫垂炎が最も多く発症するのは10～20歳代ですが，幼児や高齢者も発症します。虫垂炎は予後のよい疾患ですが，放置しておくと虫垂が破裂して膿瘍を形成し，腹膜炎を起こすなど重症化します。

ここのポイントに気づいていますか？

● 主な疾患のうち急性胃腸炎を考えてみましょう

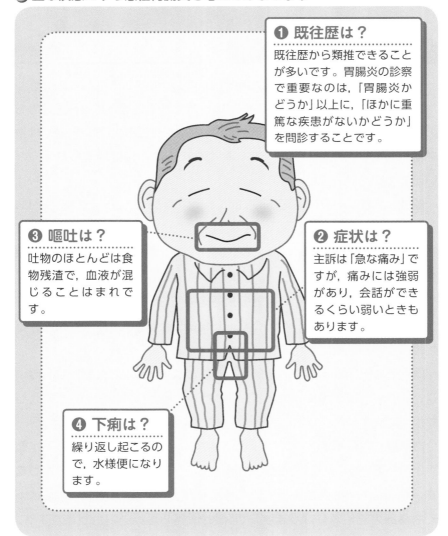

❶ 既往歴は？

既往歴から類推できることが多いです。胃腸炎の診察で重要なのは，「胃腸炎かどうか」以上に，「ほかに重篤な疾患がないかどうか」を問診することです。

❸ 嘔吐は？

吐物のほとんどは食物残渣で，血液が混じることはまれです。

❷ 症状は？

主訴は「急な痛み」ですが，痛みには強弱があり，会話ができるくらい弱いときもあります。

❹ 下痢は？

繰り返し起こるので，水様便になります。

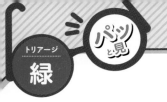

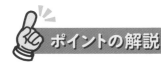

ポイントの解説

❶ 既往歴

　現在罹患している病気を「現病歴」というのに対して，過去に罹患した病気や手術歴を「既往歴」といいます。ただし既往歴とは，一過性のものではなく，定期的に医療機関を受診して，一定期間以上，治療や検査を継続している疾患が対象です。患者さんのなかには間違われる方がいますので注意しましょう。

　嘔吐・下痢，軽度の腹痛で来院してきた患者さんでは，この既往歴（もともと消化器系の疾患はもっていなかったかなど）の聴き方が大きな意味をもちます。例えば，内服治療を行っている胃・十二指腸疾患の患者さんが上腹部痛を訴えたとき，原疾患が悪化したのか現在内服中の休薬ですむのか，あるいはそれ以外の疾患を考えないといけないのかなど，今，出現している症状の鑑別に大いに役立ちますし，治療法を判断するために重要な情報になります。

　既往歴を質問する場合に注意すべきことは，漠然とした質問をしないことです。看護の場にかぎらず，漠然とした質問には漠然とした答えしか返ってきません。

　問診時には，不定愁訴かどうかを見極めることも大切です。不定愁訴とは，患者さんが訴える症状から疾患が推定しがたい状態を指します。痛みはもともとが主観的であるうえ（個々人によっても年齢によっても痛みの閾値は異なります），客観的所見も乏しい場合があります。しかし，患者さん本人や家族は何らかの異変を感じて受診しているので

すから，ふだんの様子を熟知している家族等から情報を収集するなど，広く慎重に情報収集を行うことが大切です。その際，質問攻めにするのではなく，患者さん本人もしくは家族の方に積極的に話していただくと，患者さんの満足度は上がります。「既往歴」は少し難しい言葉なので，患者さんには「病歴」という言葉を用いるとよいでしょう。

② 症状（痛みの種類）

ここトリアージ「緑」の患者さんは意識があるため，どのように問診し，主訴をどう評価したかが重要になります。問診は的確なほどよいので，LQQTSFA法（**表1**）やSAMPLE法（**表2**），OPQRST法（**表3**）といった簡易的な方法を活用し，漏れのないようにするとよいでしょう。それぞれ特徴があり，LQQTSFA法は情報収集を網羅的に行うときに用い，SAMPLE法は簡潔に問診するとき，OPQRST法はSAMPLE法をより詳

● **表1　LQQTSFA法**

キーワード	内容	得られる情報の例（腹痛の場合）
Location	どこが？ （症状のある身体の箇所）	みぞおちから下腹部に痛みが移った
Quality	どのように？（症状の性状）	ジンジンと痛む
Quantity	どのくらい？（症状の程度）	うずくまるほど痛い
Timing	いつ？　いつから？ （発症時期・持続時間・程度など）	昨日から・10分程度・3回くらい
Setting	どんな状況・きっかけで？ （症状が好発する状況）	空腹時
Factor	症状を軽快・増悪させる因子	横になると楽になる
Associated symptoms	主症状に伴う別の症状	高熱と悪心・嘔吐がある。便は正常

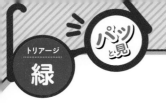

● 表2　SAMPLE法

Sign	主訴	どんな症状がいつ起こったのか
Allergy	アレルギーの有無	薬，食物，環境因子
Medication	内服薬	常用薬の種類・量，最終服薬時間
Past medical history	既往歴	基礎疾患の有無，既往歴，手術歴
Last meal	最後の食事	最後の食事内容と時間
Event	現病歴	発症から受診に至るまでの経過

● 表3　OPQRST法

Onset	いつから
Provocative / palliative factors	増悪/寛解因子
Quality / quantity	性質と程度
Region / radiation	主な部位と放散部位
Symptoms associated	随伴症状
Timing	時間経過

しく聴くときに用います。

　腹痛は，内臓痛・体性痛・関連痛の3要素と心因性の痛みが複雑に組み合わさって，さまざまな痛みが出現します。腹部所見をとるとき，痛みの種類（内臓痛か体性痛か関連痛か）を確認することは，疾患名や炎症の程度を知るうえで有用です（**表4**）。

　• 内臓痛とは：管腔臓器から起こる腹痛。悪心・嘔吐，発汗，頻脈などを伴うことが多い

　• 体性痛（腹膜痛）とは：腹膜などの体壁の刺激で起こる腹痛。腹膜痛ともいう。腹部を伸展させると痛みが増強するため，常に身体を丸くする

● 表4　内臓痛と体性痛の比較

	内臓痛	体性痛
症状	鈍痛や灼熱感 激しい疝痛 間欠的	突き刺すような鋭い痛み 持続的
部位	正中線上 痛みの部位が不明瞭	痛みの部位が明瞭で限局的
自律神経症状 (悪心・嘔吐，発汗，顔面蒼白)	しばしば伴う	なし
体動の影響	小	大
食事や排便の影響	大	小
触診	圧痛点が不明瞭 (そのあたりが痛い)	圧痛点と腹膜刺激症状が明瞭(そこが痛い)
薬剤	鎮痙薬が有効	鎮痛薬が有効

・関連痛とは：強い内臓痛が脊髄内で隣接している神経線維を刺激し，神経が共通する別の部位に痛みが出現するもの

また，腹部は臓器の位置が各々おおよそ決まっていますので，問診の後の触診で，疼痛の場所と推定疾患を絞っていくことができます。

例えば，上腹部に圧痛があれば，胃炎や胃腸炎，虫垂炎などを疑い，右あるいは左下腹部痛の場合は憩室炎，虚血性腸炎，尿管結石を，右上腹部痛では肝炎や胆嚢炎，胆石，十二指腸炎，十二指腸潰瘍を，左上腹部痛では胃潰瘍や虚血性腸炎などを疑います。腹部には多種多様な疾患が潜んでいますので，上記はほんの一例と思ってください。ここトリアージ「緑」の触診で特に重要なのが虫垂炎です。冒頭で述べたように初期では見逃しの多い疾患です。そのため，触診では虫垂炎でないかどうかが1つの見極めになります。とくに初期の痛みは，虫垂のある場所

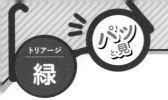
（右下腹部）ではなく，上腹部に出ることが多いため，注意してください。痛みが上腹部から降りてきたら要注意です。腸音が減弱し腹部膨満もみられてきます。虫垂炎を示唆する代表的な圧痛点であるマックバーニー点（McBurney's point）とランツ点（Lanz point）は覚えておきましょう（**図1**）。なお，圧痛点で以下の症状がみられた場合は，手術を検討することになります。

- ローゼンシュタイン徴候：仰臥位（ぎょうがい）よりも側臥位（そくがい）（左側を下）で臍の右側を圧迫すると，より強い痛みを覚える
- ブルンベルグ徴候：手で右下腹部を垂直に圧迫した後，急に手を離すと鋭い痛みが生じる。炎症が腹膜まで進展していることを示唆す

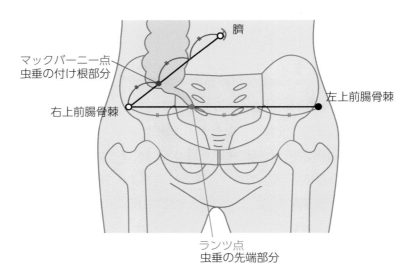

臍

マックバーニー点
虫垂の付け根部分

右上前腸骨棘

左上前腸骨棘

ランツ点
虫垂の先端部分

マックバーニー点：右の上前腸骨棘と臍を結んだ線上の外側 1/3 の点
ランツ点：左右の上前腸骨棘を結んだ線上の右側 1/3 の点

図1　圧痛点
マックバーニー点もランツ点もどちらも腫れた状態の虫垂に触れることになるので，触れると痛く，そこが圧痛点となります。とくにマックバーニー点は虫垂炎の診断には不可欠です

る症状（＝反跳痛<small>はんちょうつう</small>）

- ロブシング徴候：左下腹部を頭側に押し上げるように圧迫すると，右下腹部痛が増強する
- 筋性防御：腹部触診時に腹壁の筋肉が緊張して硬くなる内臓体性反射

③ 嘔吐

　嘔吐とは，胃の内容物が逆流して口から排出されることです。トリアージ「緑」の軽症者であっても，この嘔吐はよくみられます。嘔吐は，緑内障の眼圧上昇に伴っても起こるので，患者さんの情報は広く集めておきましょう。嘔吐については他項で記載しましたが，消化管以外に原因があっても起こります（表5）。脳疾患からくる脳圧上昇の一症状としての嘔吐は，見落とされがちです。そのほか急性心筋梗塞などは，はじめはトリアージ「緑」と評価しても，疑いだした時点でトリアージ「赤」と切り替えましょう。

④ 下痢

　下痢は多くみられる病態です。下痢とは水分含有量の多い便（水様便・軟便）を頻回に排泄する状態ですが，急性と慢性に分けられ，2週間以内の下痢を急性下痢症，4週間以上続く下痢を慢性下痢症と分類します（表6）。急性下痢症の場合は，バイタルサインをとり，腹痛，嘔気・嘔吐，めまい等がないか確認し，便の性状と量，回数を確認します。

　脱水症状に注意し，安静体位としてください。下痢は体内の不要なものを体外に早く排出しようとする身体の防衛反応の一種です。安易に下痢止めを服用すると細菌やウイルスの排出を妨げ，状態を悪化させる

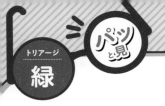

● 表5　悪心・嘔吐の原因となる疾患

部位	疾患
腹部	胃腸炎, 胃潰瘍, 十二指腸潰瘍, 肝炎, 胆嚢炎, 膵炎, 腸閉塞 虫垂炎, 憩室炎, 汎発性腹膜炎など
脳	くも膜下出血, 脳出血, 脳梗塞, 髄膜炎, 脳炎 頭部打撲・外傷, 脳腫瘍など
胸部	急性心筋梗塞, 狭心症, 心室細動・粗動, 発作性上室頻拍
眼科領域	緑内障発作, 眼底出血, 調節障害など
耳鼻咽喉科領域	メニエール病, 良性発作性めまい症, 前庭神経炎など
婦人科	妊娠悪阻(いわゆる「つわり」), 卵巣嚢腫など
全身	薬物中毒, 農薬中毒, 糖尿病性ケトアシドーシス, 低血糖, 尿毒症, 食物アレルギー, 拒食症などの精神疾患など

● 表6　下痢の原因

急性下痢症

・暴飲暴食(刺激物・アルコールの過剰摂取)
・感染性
　　　ウイルス性：ノロウイルス, ロタウイルスなど
　　　細菌性：病原性大腸菌, サルモネラ菌, カンピロバクターなど
・生活習慣
　　　排便習慣の不確立, 下剤乱用など

慢性下痢症

・炎症性疾患(潰瘍性大腸炎, クローン病など)
・大腸がんなどの腫瘍
・乳糖不耐症などの吸収不良状態
・過敏性大腸炎など

ことにもなりますので, 原因を除去し, 水分補給や点滴, 経口補水液で体内から失われた水分を補給することが大切です。

　下痢症状で便の観察は欠かせません。便の性状(泥状便か水様便か)

や色から原因を推定できる場合が多いからですが，観察をする際に，ブリストル便性状スケール（Bristol Stool Scale：BSS，**図2**）を知っておくと便利です。便の状態を7つのタイプに分類した世界共通の尺度で，便秘や下痢の診断項目の1つとして使用されています。

	タイプ	便の性状		
非常に遅い 約100時間	1	コロコロ便	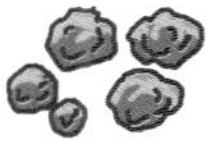	硬くてコロコロの ウサギの糞のような便
	2	硬い便	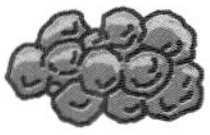	ソーセージ状で 硬い便
	3	やや硬い便	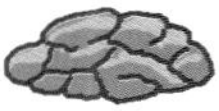	水分がなくひび割れのある ソーセージ状の便
消化管の 通過時間	4	普通便	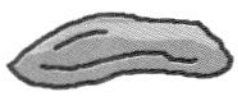	適度な軟らかさのソーセージ状， あるいは蛇のようなとぐろを巻く便
	5	やや 軟らかい便	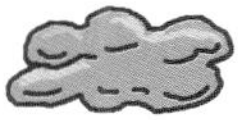	水分が多く，やや軟らかい 半分固形の便
	6	泥状便	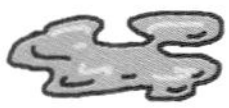	形が不定形の泥状の便
非常に早い 約10時間	7	水様便	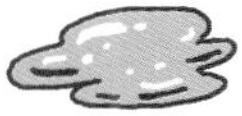	固形物を含まない 水のような液体状の便

タイプ3～5が正常範囲の便

図2　ブリストル便性状スケール

まず考えたい想定疾患 はp61の図3を参照してください。

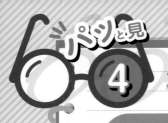

忘れてはいけない徴候

四 肢

四肢の熱感・冷感，発熱

トリアージ

緑

観察のポイント

　ここトリアージ「緑」では四肢の熱感や冷感について考えましょう。入院患者さんで，四肢冷感を訴える方は多いです。熱感も冷感も経過観察となる場合が多いのですが，臨床では，経過観察でよいのか，治療が必要なのか，判断できる眼が必要です。例えば次頁で紹介した蜂窩織炎（ほうかしきえん）も，放置すれば感染症が拡大して重症になります。熱感を伴う疾患や四肢冷感の原因となりやすい疾患を覚えておくと，問診をとる際に役立てることができます（**表1・2**）。また，問診時は，患者さんの発する「前と違って，〇〇〇」という言葉を聞き逃さないようにしましょう。経過観察ではなく，すぐに血液検査が必要になる場合もあります。

　四肢冷感が慢性的な患者さんには，罨法（温罨法）（あんぽう　おんあんぽう）を行うと効果的です。例えば腰部を温めると，下肢への血液循環量が増えて下肢の血管が広がり，入眠の手助けになります。

　罨法は，医師の指示がなくても看護師の判断で行うことができる看護技術です。罨法には，冷罨法と温罨法があります。効果を期待できるケースでは積極的に行いたいケアですが，禁忌例もありますので，注意が必要です（**表3**）。

ここのポイントに気づいていますか？

● 主な疾患のうち下肢蜂窩織炎を考えてみましょう

❷ 発熱は？

皮膚症状が現れる数時間前に発熱することがあります。発熱は程度が強い場合に出ます。発熱と水疱を伴う場合は，壊死性軟部組織感染症を疑い要注意です。

❶ 下肢に熱感や冷感は？

熱感があります。熱感に加え水疱や内出血がみられたら重症化のサインです。通常は片手・片足など身体の片側だけに症状が出ます。

❸ 痛みは？

大半はわずかな痛みですが，感染が急速に拡大すると，痛みは急激に増強します。

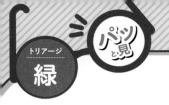

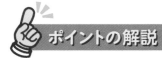

❶ 下肢の熱感と冷感（表1・2）

　まず最初に，熱感と発熱は違います。熱感とは例えば患肢を「熱く感じること」であり，発熱の身体症状の1つです。患者さんの訴えで「足

● 表1　主に熱感を伴う下肢の疾患

下肢蜂窩織炎	皮膚と皮下組織の急性細菌感染で，炎症が起こったもの
下肢静脈血栓症*	下肢に血栓ができたもの。血栓が血流に乗り，肺塞栓症を起こさないよう早期治療が必要
下肢静脈瘤**	ふくらはぎの静脈が瘤状に浮き出て見える静脈独特の疾患。熱感・冷感とも主にあり
レストレスレッグス症候群* （restless legs syndrome：RLS） （むずむず足症候群）	夕方〜夜間にかけて悪化するのが特徴。下肢を中心に不快な感覚異常の症状が現れる
腰椎椎間板ヘルニア*	クッションの役割をしている椎間板が変形したり飛び出して神経を圧迫し，しびれ等を引き起こす
甲状腺機能低下症（橋本病）	下肢や全身にむくみが生じる。血液中の甲状腺ホルモンが不足した状態
糖尿病性神経障害*	高血糖状態が長期にわたって続いたため，神経に障害を起こし，四肢末端や足の裏に感覚異常をきたす
肢端紅痛症	皮膚の細動脈が周期的に拡張して，痛みや赤みが数分〜数時間続く

* 　病期により時に冷感を伴う
** うっ滞性皮膚炎を起こしているとき熱感を伴う

● 表2　主に冷感を伴う下肢の疾患

急性動脈閉塞症	下肢に冷感を伴う疾患で最も急を要する疾患
閉塞性動脈硬化症	加齢による動脈硬化が原因。間欠的跛行が特徴
バージャー病	四肢の動脈が閉塞してその先の組織が壊死する指定難病
レイノー病（レイノー症候群）	緊張したときや寒いとき，動脈が急速に収縮して指先が変色する
下肢静脈瘤*	ふくらはぎ（腓腹部）の静脈が瘤状に浮き出て見える静脈独特の疾患。熱感・冷感とも主にあり

*血流障害をきたしているとき熱感を伴う

が熱い」「足が火照る」と言われたら，①いつから足が熱いのか，②ほかに痛みやしびれなどの症状はないか，③特に症状が気になるときがあるかなど，できる限り詳しく問診します。冷感も同様です。冒頭で述べたように，多くは経過観察となりますが，何らかの病変の始まりのサイン（徴候）の場合もありますので，経過観察でよいのか・治療が必要なのか，判断できる眼が必要です。

　とくに，四肢冷感では，血圧の低下や末梢性チアノーゼによる冷感は注意が必要です。末梢性チアノーゼは，血管が閉塞し末端への血液循環量が低下したことで発症します。すぐにバイタルサインを確認し，緊急を要するか否かを判断します。

　局所熱感は，感染の有無を判断する「炎症の4徴候」の1つということも覚えておきましょう。「炎症の4徴候」とは，①局所熱感，②腫脹，③発赤，④疼痛のことをいいます。これに⑤機能障害を加えて「炎症の5徴候」ということもあります。よって，例えば四肢に大きな外傷を負っても，この4徴候（5徴候）を伴わなければ「感染」はしていないと考えてよいのです。

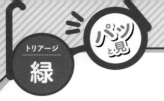

● 表3　罨法：温罨法と冷罨法

	効果と注意点	用いる道具	禁忌例とその理由
温罨法	効果：血行促進，疼痛緩和，うっ滞の除去，悪寒時の保温，精神面の安静・安楽，入眠の促進，筋の緊張と拘縮の除去，新陳代謝の促進，腸蠕動の促進など 注意点：ペースメーカー装着の患者さんには，電気毛布等は使用しない。意識障害や知覚鈍麻の患者さんは，低温熱傷に注意	乾性：湯たんぽなど 湿性：ホットパック，温湿布など	出血傾向がある患者 血管拡張や血流増加により出血を助長するおそれがあるため<hr>急性炎症がある患者 代謝が上がることにより炎症が増悪するおそれがあるため<hr>血栓がある患者 血流増加により血栓が剥離し，心臓等の血管に詰まるおそれがあるため
冷罨法	効果：止血作用と出血予防，疼痛緩和，炎症反応の抑制，搔痒感の軽減，浮腫の軽減，解熱など 注意点：意識障害や知覚鈍麻の患者さんは，凍傷に注意	乾性：氷枕，アイスパックなど 湿性：冷パップ，冷湿布など	開放性損傷がある患者 血流が抑制されるため，創傷治癒が遅れるおそれがあるため<hr>血栓を形成しやすい患者 血流量が低下し，血栓形成のリスクがあるため<hr>循環不全の患者 血液量がさらに低下するおそれがあるため<hr>慢性的な炎症がある患者 代謝が低下するため，回復が遅れるおそれがあるため

❷ 発熱

　四肢の疾患に限らず発熱はもっともよくある徴候ですが，重篤な疾患が隠れている場合もあるため，バイタルサインから緊急度や重症度を判断します。

　発熱で重要なポイントは，随伴症状です。つまり「発熱＋○○○」の有無に必ず注意します。発熱している患者さんを見たらなぜ発熱しているのかを常に考えて観察と問診を行ってください。例えば，本項の例でいえば，発熱＋蜂窩織炎様紅斑＋水疱＋激痛となると，壊死性筋膜炎（壊死性軟部組織感染症）を疑います。そのほか，発熱＋悪寒＋戦慄では敗血症を，発熱＋全身紅斑＋ショックではトキシックショック症候群を疑うというように，「発熱＋随伴症状」で緊急度が高い病態を見抜く眼を養ってください。

　発熱の原因で最も多いのは「感染症」ということも覚えておきましょう。p213の例であげた下肢蜂窩織炎は頻度の高い疾患ですが，皮膚と皮下の脂肪組織に生じた細菌感染症です。大半は軽症に見えますが，それでも感染が急速に拡大した場合には，死亡する可能性もあります。ちなみに炎症の4徴候（もしくは5徴候）の①局所熱感は，「発熱」と言い換えることが可能です。前述したように，熱感は発熱の身体症状の1つだからです。

　また，フレイルな高齢者では，感染していても，発熱の定義（体温が37.5℃以上を呈した状態）よりも体温が低いケースがあることを忘れないでください（**図1**）。そして重症疾患ではないにもかかわらず，発熱がみられる高齢者は，若年成人と違って重篤な細菌感染症が生じる危険性が非常に高いことを，常に頭に入れておいてください。

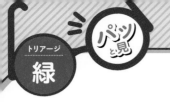

　フレイルとは，Frailty（虚弱）の日本語訳で，加齢に伴って心身の衰えた状態（虚弱状態）を指します。日本老年医学会が2014年に提唱した概念で，社会的な関心の高さも相俟って一般的にもかなり浸透してきました。そしてこのフレイルで最も注意すべき事柄が，転倒と骨折です。フレイルの原因となるのが，筋肉量の減少と筋力が低下する症状の「サルコペニア」です（**表4**）。

　これに加えて，2007年に日本整形外科学会が提唱した概念に，ロコモティブシンドローム（略称ロコモ，運動器症候群）があります。これは，骨や筋肉，関節，軟骨，椎間板といった運動器の衰えで，立つ・歩くといった移動動作機能が低下している状態を指します。フレイルやサルコペニアと違って加齢による機能低下ではありませんが，骨粗鬆症には関係しています。ロコモの概念は，サルコペニアよりも広い運動障害を指しています。

③ 痛み

　痛みを伴う四肢の疾患については一覧表にしたp172の表2を参照してください。陥入爪，巻き爪など，ここトリアージ「緑」に該当する疾患も取り上げています。

　痛みを訴える患者さんがどこをどう痛いと思っているのか問診により的確に把握することは，適切な治療を進めるうえで必要不可欠なスキルです。「どこが痛い」「どのように痛い」と的確な答えを患者さんからもらうには問診の技術が必要ですが，それは別項（p122の表2）に譲り，ここはトリアージ「緑」ということで，患者さんが自分で最も痛みを表出できる軟部組織損傷（いわゆる創傷）を中心に，いわゆる創傷の種類を

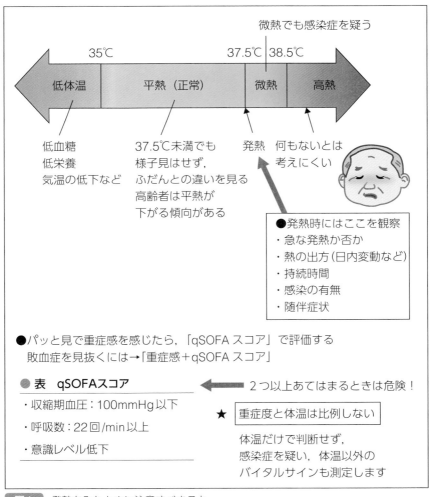

微熱でも感染症を疑う

35℃　37.5℃　38.5℃

低体温　平熱（正常）　微熱　高熱

低血糖
低栄養
気温の低下など

37.5℃未満でも
様子見はせず,
ふだんとの違いを見る
高齢者は平熱が
下がる傾向がある

発熱　何もないとは
考えにくい

●発熱時にはここを観察
・急な発熱か否か
・熱の出方(日内変動など)
・持続時間
・感染の有無
・随伴症状

●パッと見で重症感を感じたら, 「qSOFA スコア」で評価する
敗血症を見抜くには→「重症感＋qSOFA スコア」

● 表　qSOFAスコア　　　　　　　　　　2つ以上あてはまるときは危険！
・収縮期血圧：100mmHg以下
・呼吸数：22回/min以上
・意識レベル低下

★　重症度と体温は比例しない

体温だけで判断せず,
感染症を疑い, 体温以外の
バイタルサインも測定します

図1　発熱をみたときに注意すべきこと

表5に列記します。なかには交通外傷も入れており重症に分類されるも
のもありますが, 創傷の種類として覚えてください。

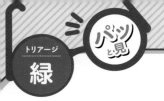

● 表4　フレイルとサルコペニア

	フレイル	サルコペニア
概念	虚弱状態 （加齢により身体の予備能力が低下し，健康障害を起こしやすい状態）	筋肉量の減少 （加齢により筋肉量が減少し，筋力や身体機能が低下している状態）
症状など	倦怠感 活動量の低下 握力の低下 歩行速度の低下（1.0 m/sec 未満） 体重減少（6か月で2〜3kg以上減少）	筋力の低下 握力の低下 骨格筋の萎縮 歩行速度の低下（0.8m/sec 未満） 注：肥満が加わるサルコペニア肥満に注意

注：フレイルのほうがサルコペニアよりも概念が広い

　ちなみに，「創」とは一般的に開放性損傷を意味し，「傷」は表皮・真皮内に留まり，その下の皮下組織や筋肉には達しない非開放性損傷を意味しますが，広義にはすべての損傷を創傷と考えます。

まず考えたい想定疾患

続発性リンパ浮腫
皮下組織や筋肉に達しない軟部組織損傷（擦過傷，挫創，切創，咬傷，刺創など）
帯状疱疹（四肢），湿疹など

● 表5　創傷の種類（形態による分類）

擦過傷 （さっかしょう）	いわゆるすりきず。開放性損傷で初期治療が大切。異物の完全な除去を目的に，流水による十分な洗浄とブラッシングを行う。消毒後，密着型の被覆材を損傷部の範囲と深さによって貼付する。洗浄が足りないと，創面に残っていた微細な土砂やゴミなどが真皮内に埋もれて残ってしまい，色素沈着をきたす。これを「外傷性刺青」といい，自然消滅することはない
裂挫創・挫創 （れつざそう・ざそう）	鈍的外力により表皮が伸展して生じる開放性損傷で，創縁は不整。血管が挫滅されるため，出血は切創に比べて少ないが，創部周囲の損傷は高度なことが特徴で，腫脹が強い。創部が汚染されていることが多く，その場合，感染の危険性は高い。初期治療時に十分な洗浄と抗生物質の内服が必要。治癒後の瘢痕は大きく，創の治りも悪い
切創 （せっそう）	鋭器による開放性損傷。重症度は損傷した組織の深さと幅によるが，四肢の切創では比較的浅い層を走行する神経・血管・腱などの損傷を伴いやすく，一般的に損傷程度は軽度。創端（創角）は破裂状。治療は異物の除去，洗浄，消毒による病原微生物の侵入防止
咬創 （こうそう）	歯牙に付着していた雑菌が原因となり，感染頻度が最も高い創傷の1つ。すぐに閉創すると膿瘍を形成する可能性があるため，開放創のままで二次治療を図る。破傷風の予防注射など，治療の重点は感染の回避になる
刺創 （しそう）	先端が鋭利な器具による損傷で，創口が小さくても傷の奥行きは深い。創が深部まで及んだ場合は血管損傷や神経損傷，さらには臓器損傷の可能性もある。四肢の場合，神経や腱に損傷があると，関節の可動域が制限され，受傷部より先端で運動麻痺や知覚麻痺が生じる。血管が破綻していると止血困難のため血腫が形成され，生命にかかわる嫌気性菌（生育に酸素を必要としない細菌）やガス壊疽による感染症を招く。刺創は汚染された器物が体内に刺入するため感染は避けられない
その他	割創（かっそう）：鈍器が頭部など体表面に垂直に打ちつけられて生じる開放性損傷 杙創（よくそう）：先端が比較的太い，鉄筋や杭などの鈍的構造物（刃物以外）が貫入した開放性損傷 デコルマン（剝皮創）：交通外傷でよくみられる。回転するタイヤに巻き込まれたりして，皮膚は裂けずに皮下組織と筋肉の間が剝離した皮膚損傷。デグロービング損傷ともいう

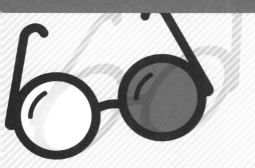

Part 2

「パッと見」の意義と考え方

1 患者さんが診察室のドアを開けたときから問診の前まで

● 「パッと見」は診療の１つ

　ドアを開けて患者さんが診察室に入ってきたら，どのような表情で入ってこられたか，顔色はどうかをパッと見します（**図1・2**）。

　顔色は「パッと見」でわかる非常に重要なサインです。顔色から病状等がわかる代表的なサインが，次の３つです。

① 顔が赤い（発熱，血圧上昇，肺炎など）

② 蒼白（ショック，高度の貧血など）

③ 唇が紫色（肺機能障害，チアノーゼなど）

　次に，身体つきにアンバランスが生じていないか（左右対称性），姿勢はどうか，いすに座ったり診察台に横になったときの様子や動作に目を光らせます（**図3**）。高齢の患者さんでは自分で動けるかどうかを注視します。

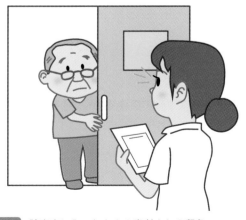

・表情は？
・顔色は？
・印象は？

図1　診察室に入ったときの患者さんの印象

以上はすべて「パッと見」の印象を大切にした評価で，ここからいわゆる診察がはじまります。ということは，実際の診察行為の前に，視診ははじまっているわけです。言い換えれば，「パッと見」は視診であり，診療の一つですから，「パッと見」の精度を上げていくことが必要です。

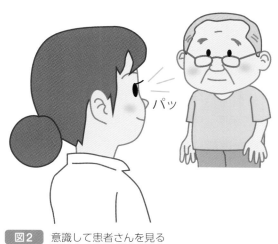

パッ

・この人はどんな人？
・何が問題？
・何を求めているの？

図2 意識して患者さんを見る

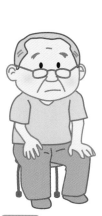

・どのように歩いた？
・どのように座った？
・どのように手荷物を持っている？
・どのように話しかける？

図3 行動の観察

● フィジカルアセスメントのポイント

　診察は，全身性所見の順番で頭部，頸部，胸部，腹部，背部，四肢の順で系統的に診ていきますが，このときは「パッと見」はあえて封印し，視診では身体機能の異常の有無，疾患等の徴候が現れていないかを意識的に観察していきます。

　触診では，体表面の病変に着目しながら，診察する私たちの手の触覚や振動圧，温冷覚を用いて，皮膚の状態や圧痛の有無・程度，皮膚内外の腫瘤の形状等を把握していきます。触診では①圧痛，②筋性防御，③反跳痛，④張り感の4点（**表1**）を確認してください。そして打診・聴診に進みます。

　打診では振動を与えることで身体内部臓器の径（大きさ）や位置，密度等を把握します。共鳴音（清音）・鼓音・濁音が主な打診音です（**表2**）。打診は左右交互に行い，左右差を確認します。

　聴診では身体内部の音（呼吸音，心音，血管音，腸蠕動音など）を確認し，状態を推測します。

　問診→視診→触診→打診→聴診はフィジカルアセスメントの基本的な手順ですが，患者さんが高齢の場合，声の大きさと話すスピードに注意してください。声をかけてすぐに反応がなくても，5 〜 10秒程度は待ちましょう。

　聴力が低下している高齢の患者さんは，気を遣って聞こえたふりをしていることがよくあります（**図4**）。多くの情報を患者さんから得るためにも，患者さんが安心して会話ができるような雰囲気をつくり，その人のペースに合わせた声かけをするように心がけましょう。また，高齢者

● 表1　腹部の触診のポイント

圧痛	圧を加えたときに生じる痛み，圧痛点がある。消化性潰瘍，胆道疾患，虫垂炎などでみられる
筋性防御	腹壁が緊張し硬くなり，抵抗が生じる内臓体性反射。腹膜炎や腹腔内出血でみられる
反跳痛	少し圧迫したときに痛みを感じ，離した瞬間に痛みが増強する。炎症が腹膜まで進展していることを示唆する。虫垂炎などでみられる
張り感	腹部膨満(感)。腸閉塞，腸の蠕動運動の低下，悪性腹水，過敏性腸症候群などでみられる

● 表2　打診音とその特徴

音の種類	音の特徴	音の高さ	聴こえる臓器
共鳴音（清音）	よく響く	やや高い	肺など
鼓音	ぽこぽこした，太鼓を叩くような音	高い	胃，腸管など
濁音	響きがなく詰まったような音	低い	肝臓など

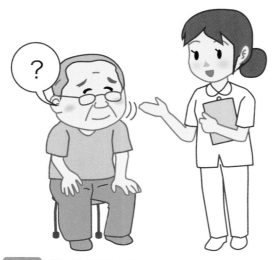

図4　聞こえていないかも…

の問診では，同じことを繰り返し話していないか，話の内容がズレていないかなどに注意します。フィジカルアセスメントの目的は医師と看護師ではやや異なりますが，上記の注意点は同じです。各症状のワンポイント注意点を以下に記します。

●頭痛のフィジカルアセスメントの注意点

　生命にかかわる頭痛は特徴的な症状が多く，疾患の数は多くないのでしっかり覚えておきましょう。くも膜下出血の初期の症状は，持続的・瞬間的な激しい頭痛，意識の低下，悪心・嘔吐，めまいなどです。脈の回数とリズム，血圧に注意します。

●腹痛のフィジカルアセスメントの注意点

　視診→触診→打診→聴診の順ではなく，視診→聴診→打診→触診の順で行います。理由は，打診や触診で痛みが増強する場合もあるからです。腸蠕動の有無，異常音の有無に注意します。

●動悸のフィジカルアセスメントの注意点

　呼吸音と心音のリズムを聴診します。チアノーゼ・浮腫・冷感の有無に注意します。

●呼吸困難のフィジカルアセスメントの注意点

　口唇や爪のチアノーゼの有無に注意します。触診と打診は呼吸困難の程度によっては行いません。

3　検査は大事，でも検査に頼らない姿勢が大事

● 対症療法は，ひとまず対処の「対処療法」ではありません

　血液検査，尿検査，画像診断，生理機能検査と，臨床検査は診断効率を上げるうえで必要不可欠であり，今の時代，検査抜きで確定診断ができなくなってきているのも事実です。ともすれば検査内容は日々バージョンアップされるため，検査結果が出るまで診断を下せない場合があります。患者さんの症状によっては検査結果が出るのを待っていられませんので，対症療法を中心にできるかぎりの治療に入ります。症状の緩和とバイタルサインの改善です。

　多くの患者さんはこの対症療法ではなく，疾患を根本的に治したいため「原因療法」を望みますが，症状をやわらげQOLをよくするためには対症療法は欠かせない治療です。対症療法は，ひとまず対処する「対処療法」ではありません。原因療法と並行して計画的に行うものです。対症療法は，症状そのものを抑えるアプローチであることを理解してもらいましょう（図5）。

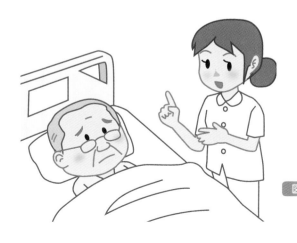

図5　患者さんは納得していないかもしれません

4 患者さんを診る姿勢

● PCのなかに患者さんはいません

　患者さんは，病に苦しむ人です。検査が多くなってしまうと，データの塊のように思ってしまいませんか？

　臨床現場では，忙しさのあまり，電子カルテの前でキーボードをたたきながら患者さんに向き合わずに横向きで話す，といった光景が目立ちますが，これはついやってしまうことです（**図6**）。しかしこの態度は，患者さんからみれば，目の前の自分を拒絶しているボディランゲージに見えてしまいます。正面から患者さんにしっかりと向き合い，患者さんをよく見て，話をよく聴いて，という基本を決して忘れてはいけません。看護診断のはじめで教わったように，患者さんの目を見て顔を見て，「挨拶と自己紹介」からはじめることを忘れないでください。

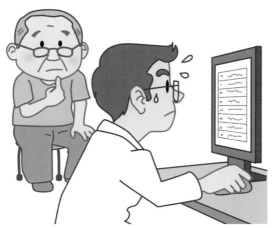

ちゃんと患者さんに向き合ってますか？
忙しさのあまり電子カルテばかり
見てはいませんか？

図6　身体ごと患者さんに向き合いましょう

5 何もないところで何ができるか，何をすべきか

● ドクターコールは迷わずに

　日常，患者さんに接するときに，診察機器をいつも持ち歩く，ということはあり得ません。そんなことは不可能です。私たち医療職は，患者さんに接したとき，顔色を見たり，声かけで反応を確かめたり，患者さんの身体に触れて異常がないかを確認します。このように，五感を駆使して，目の前の患者さんがいつもと違っていないかを感じ取ることが大切なのです。患者さんに起こった小さな異変は，医師よりも，ベッドサイドで患者さんに多く接している看護師が一番わかります。言い換えれば，何か変だと声をあげてドクターコール（スタットコール）を入れてもらわないと，何もはじまらないのです。「こんなことで呼んでいいのだろうか？」と遠慮しないでください。できればPART1で書いたように，患者さんを診て重症度評価をしていただいたほうがすべての進行はスムーズに進みますが，声をあげることが大切です。「何となく元気がないな」と思ったら肺炎だった，ということは，高熱など顕著な症状が出にくい高齢者ではよくあることです。このような声をあげやすい病棟の雰囲気にしましょう。医師を巻き込んで行うことが大切です。

　そしてドクターコールをするときには，報告の種類を最初に告げて，①緊急か，②報告か，③相談かの3つを明確にしましょう。そうすると，意図が伝わりやすくなります。

　主治医ではなく，当直医にドクターコールをするときは，当直医は「患者さんに関する情報をもっていない」ことを常に念頭においてください。当直医は，情報のないなかで「自分は何を求められているのか」を考えています。

　どんな診療や処置が必要か，主治医の診断と治療方針は何か，患者さんはいまどんな状態かといったことです。情報をもっているあなたが，患者さんの情報を的確な言葉で伝えてください（**図7**）。情報を整理し，優先順で伝えてください。そして報告するときは，頭のなかで期待する診療や処置を考えておくことが大切です。

　急変と確信しなくても，何か変，という感覚を大切にして，サインをいち早く拾い上げることが大切です。

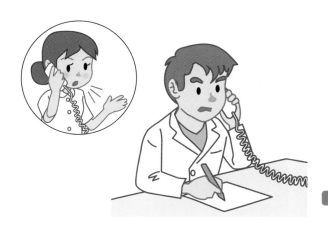

図7　情報の伝達は的確な言葉で

6 「何かがおかしい」と気づくために

　いつもと違う，何かおかしいと気づくためには，患者さんの日常の様子をよく把握していなければなりません。「食事の様子は？」「睡眠は？」「会話のキャッチボールは？」などです（**図8**）。それにもまして，当然のことですが，個々の患者さんの主たる疾患は何であったかを把握しておきましょう。異常のサインがもとの疾患からくる一症状のこともあります。最初の症状はどのようなものだったか，必ずチェックしてください。

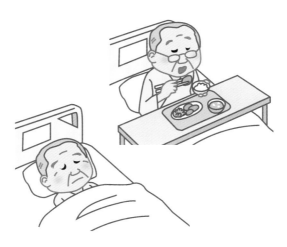

図8　患者さんに興味をもつことが大切です

⑦ これからの医療で大切なこと：チーム医療のキーパーソンは誰？

　病院内で，看護師は患者さんと接する機会がどの職種よりも多い職種です。そのため，患者さんにとって看護師は身近な存在であり，患者さんの心理状態を日常のコミュニケーションのなかで一番把握している人たちです。

　また私たち医師と違って多職種の人たちとかかわることが多く，患者さんの療養で必要な情報を多職種と共有して連携しているのも看護師です。各職種の観察と意見がないと正しい判断にたどり着けないことはよくあります。そのため，看護師がチーム医療のキーパーソンといえるのです（**図9**）。

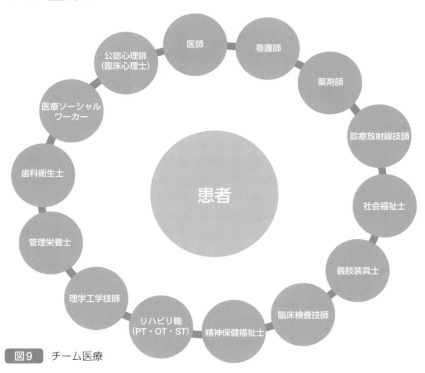

図9 チーム医療

索引

著者紹介

松山尚弘（まつやま・なおひろ）

役職　　　　医療法人社団哺育会白岡中央総合病院副院長
専門分野　　麻酔科，内科一般
1986年3月　熊本大学医学部卒

■職歴
1989年〜　三井記念病院麻酔科
1992年〜　自治医科大学集中治療部
1999年〜　白岡中央総合病院麻酔科・内科

■資格
麻酔科標榜医／日本麻酔科学会 麻酔科専門医／日本集中治療医学会 専門医／日本医師会認定産業医／ICD制度協議会ICD／公益社団法人全日本病院協会AMAT隊員／日本救急医学会認定ICLSディレクター

看護師のための
パッと見（徴候）でわかる急変時の臨床判断

2022年10月15日　発行

著　者　松山尚弘
発行者　荘村明彦
発行所　中央法規出版株式会社
〒110-0016　東京都台東区台東3-29-1　中央法規ビル
TEL 03-6387-3196
https://www.chuohoki.co.jp/

企画・編集　木野まり
本文・装幀デザイン　クリエイティブセンター広研
印刷・製本　広研印刷株式会社

ISBN978-4-8058-8739-4